La jeringuilla

Colección Autores Españoles
e Hispanoamericanos

Pedro Casals

La jeringuilla

Finalista Premio Planeta
1986

Planeta

COLECCIÓN AUTORES ESPAÑOLES
E HISPANOAMERICANOS
Dirección: Rafael Borràs Betriu
Consejo de Redacción: María Teresa Arbó, Marcel Plans, Carlos Pujol y Xavier Vilaró

Editorial Planeta, S. A., Córcega, 273-277, 08008 Barcelona (España)

Diseño colección y sobrecubierta de Hans Romberg (realización de Jordi Royo)

Ilustración sobrecubierta: fragmento de "Desnudo echado con las manos tras la cabeza", de A. Modigliani, 1917, colección particular, Nueva York (© D.D.C., 1986)

Primera edición: noviembre de 1986

Depósito legal: B. 35.614-1986

ISBN 84-320-5592-1

Printed in Spain - Impreso en España

Impreso y encuadernado por Printer Industria Gráfica, S. A., C. N. II, Cuatro Caminos, s/n. 08620 Sant Vicenç, del Horts, Barcelona, 1986

Cualquier parecido entre esta novela y personas físicas o jurídicas reales es mera coincidencia.

Perdió su religión, pero conservó sus categorías.

HARRY LEVIN,
hablando de James Joyce

Coca: Cierta droga, que se llama coca o coco de Levante, con que suelen los pescadores emborrachar el pescado y hacer que ande adormecido sobre el agua.

SEBASTIÁN DE COVARRUBIAS (1611)

EULALIA PARECÍA UNA NUEVA VÍCTIMA de la droga. La jeringuilla, que había rodado por la moqueta, contenía aún restos de *speedball.* A quién se le puede ocurrir hincarse en la vena semejante cóctel... Mira que mezclar heroína y coca...

La mujer yacía en un sofá de almohadones tapizados de lana beige, bajo los anaqueles del salón. Y estaba muy guapa. Los tintes azulencos de la muerte le sentaban bien, y curiosamente no añadían edad a sus cuarenta y pocos años. Se hubiese gustado si hubiese podido verse con aquel rictus de desdén en aquel chalé de Brighton. Y no sólo de Brighton, sino del mejor barrio del sur de Inglaterra: Hove.

A la mañana siguiente, cuando llegó su hijo a casa, el rostro exangüe de Eulalia amarilleaba ya, y las comisuras de los labios dibujaban un fruncido que le daba aspecto de andar contrariada y de tener lo que nunca hubiese tolerado: una finísima línea de vello en los confines del labio superior. Era escrupulosa con las cosas de sus depilados, y desde la más tierna pubertad había declarado la guerra a lo que solía llamar «los pelos de más que sufrimos las muy morenas».

Horas más tarde, el forense concluyó con voz hueca: «Falleció por sobredosis.»

Mi querido amigo Salinas estaba repantigado en el añejo sillón de cuero, detrás de la mesa de su despacho de la plaza Mayor de Madrid.

Había almorzado con un comisario en un pequeño figón que hedía a fritanga, y andaba tomándose el segundo café. «El bueno.» El que acostumbraba prepararle su secretaria Marisa.

Mientras se fumaba despaciosamente el veguero, iba ojeando un catálogo de motocicletas de marca nipona, y se decía: «Para moverme por el centro..., ideal. Vas y la plantificas encima de la acera... y a otra cosa... Con el buen tiempo que estamos teniendo esta primavera...»

Marisa, que tenía pinta de buena rezandera y muchos años de vuelo, solía meterse en el sanctasanctórum del abogado sin pedir permiso, y lo hacía casi de puntillas para evitar el repiqueteo de sus tacones romos sobre el entarimado de roble con forma de espiga.

El abogado Salinas la vio aparecer llevando entre las manos sarmentosas un legajo de documentos, y avanzar hasta la mesa de alas para decir:

—No estará pensando en comprarse una de ésas, ¿verdad?

—Pues...

—¡Qué disparate!

—Puessss... —dijo Licinio Salinas exhalando volutas de humo.

—Son peligrosssísimas —afirmó poniendo los ojos en el enorme ventilador de madera clara del techo mientras se toqueteaba con inquietud el moño de cabello nacarado—. Cada día hay más muertos de accidente de moto.

—Las japonesas no se caen.

—No es cosa para tomar a chirigota —se quejó la buena mujer.

—Es la solución —porfió el abogado.

—Usted verá —susurró ella dejando el legajo junto al rimero de papeles que amenazaban a Lic Salinas desde un ángulo de la mesa.

Tan pronto como la secretaria regresó a sus dominios de la recepción del vetusto piso, y se atrincheró tras la máquina de escribir, sonó el timbre del portero automático con ecos de caña hueca. Era Arturo Prat. Había telefoneado aquella misma mañana para concertar la cita. Cuando llamó, Lic no estaba en el despacho y se limitó a decir que se trataba de «un asunto urgente y gravísimo».

El hombre, que frisaría los cincuenta, entró con aire alicaído. Era de pocas carnes, ligeramente ojijunto, y la nariz aquilina le daba aspecto de ave de rapiña. Vestía traje de alpaca gris marengo y llevaba corbata y zapatos negros. Su cabello entrecano estaba asentado con fijapelo y peinado con raya rectilínea e inclemente.

A principios de los setenta, cuando Salinas se estableció como abogado, encontró en Arturo Prat el primer cliente de su bufete. Más tarde la crisis se cebó en la distribuidora de materiales para la construcción que había representado la razón de ser de tres generaciones de la muy barcelonesa familia Prat. Antes de que la década se fuera, Arturo tuvo que presentar suspensión de pagos. Como es bien sabido, en tales trances suelen salir bien parados sólo los leguleyos, y Lic Salinas fue uno de los que tuvieron mayor protagonismo y, ¿por qué no decirlo?, más ganancias.

El industrial entró en el despacho de Salinas con andar cansino. El abogado al verle de luto se dijo: «¡Qué raro! Marisa acostumbra pasarme las esquelas de las familias de mis clientes... Y no he visto ninguna de los Prat... ¡Qué raro!»

Los dos hombres se instalaron en el tresillo de cuero acolchado de color tabaco. Salinas en un sillón de orejas, Prat en el sofá. El abogado miró a su protocliente con actitud interrogativa.

Los dos tenían la piel atezada. Los dos eran de mirada endrina. Los dos flacos, todo huesos, de mediana estatura. Pero los ojos eran distintos: los de Lic chanceros y de pupila dilatada, los de Prat de un vidriado angustioso.

Salinas tenía una chispa de zumba incluso cuando trataba de poner cara de gravedad, como en aquel momento. Y para reforzar su proyecto de gesto serio se recolocó las gafas de carey pendiente arriba de la nariz recta en un tic ritual.

No sé por qué vericueto de la mente, Lic recordó lo que le ocurría en el colegio de curas. En los momentos más solemnes le acometían irrefrenables tentaciones de reír. De reír a carcajadas. El joven Salinas tuvo que reparar más de una vez, con los peores castigos del catálogo de aquel epígono de inquisidor que era el padre prefecto, sus inoportunas hilaridades.

Arturo Prat echó el tronco hacia adelante, y enclavijó los dedos en el antebrazo de Salinas. Lo miró con tristura y dijo:

—Mi mujer ha muerto.

El abogado frunció los labios y arrugó el entrecejo, pero no dijo nada. «¿Querrá que le lleve la testamentaría?»

El industrial prosiguió:

—Falleció hace tres días. Ayer la enterramos.

Lic no sabía qué decir. Dudó entre: «no sabía nada», «¿ha salido en los periódicos?», «¿accidente?», «lo siento mucho». Finalmente optó por seguir callado.

—Eulalia estaba pasando unos días en Brighton...

—¿En Brighton?

—Toni..., mi hijo, está estudiando en Inglaterra... Eulalia iba a verle a menudo.

Salinas lo miró con curiosidad animándolo a proseguir. Prat juntó los dedos de las dos manos, secos como espátulas, y secreteó:

—No creo en la versión oficial de la muerte de Eulalia.

«¿Cómo murió?» «¿Qué versión?», se preguntó Lic.

—No creo que Eulalia... —Se interrumpió y repitió—: No creo que Eulalia...

El abogado Salinas lo miraba con inquietud. Prat, por fin, arrancó:

—No creo que Eulalia se pinchara... No creo que muriera de una sobredosis.

—¿Qué sospechas? —preguntó Lic.

—Que las cosas ocurrieron de otro modo.

Arturo Prat se apoyó en la molicie del respaldo

del canapé. Por el balcón entreabierto se coló una ráfaga de aire tibio y el eco cazalloso de un voceador de lotería.

Salinas valoró para sus adentros: «Vaya..., parece que hay tomate.»

El industrial explicó:

—Mi esposa había tenido algún problemilla con la cocaína... Ya sabes. Está de moda, y... —Lo señaló con el dedo y precisó—: Pero pasó. Sí. Pasó.

El abogado se rascó una comezón imaginaria a la altura de la coronilla, que ya se le había rebelado, y se dijo: «La cocaína del carajo.»

Arturo Prat apoyó las manos en las rodillas y, poniendo sordina a su voz entubada, manifestó:

—Sospecho que la mataron.

—¿Había alguna razón?

—Nunca se sabe. —Y cambió el rumbo de la conversación para preguntar—: ¿Me ayudarás?

—Necesito saber más sobre tu mujer —repuso Salinas, y pensó: «... Y, también, sobre ti.»

—¿Aceptas? —insistió el industrial.

—Sí —afirmó Lic sin entusiasmo. «El caso me huele a mucho trabajo y magra minuta.» Tomó una libreta de papel cuadriculado y un lápiz, y preguntó—: ¿Quién podía tener motivos para asesinarla?

—No sé —dijo con poca convicción, tapándose media cara con la mano.

—¿Algún indicio?

—No —negó con un hilo de voz casi inaudible.

—¿En qué ambientes se movía?

—Eulalia pasaba muchas horas en el golf. Era buena pegadora. Llegó a ser handicap seis —informó recuperando el aplomo—. En Inglaterra aprovechaba, también, para jugar. En Brighton hay media docena de campos.

—¿Sigues en el golf Mas d'Or?

—Sí. Eulalia era indiscutible en el equipo del club…

El abogado Lic Salinas se mantuvo en silencio observando inquisitivamente a Prat. No le gustaba acosar a los clientes con preguntas y más preguntas. Prefería quedarse callado y ver qué decían de motu proprio, azuzados por la lanceta de su mirada.

El industrial bajó la guardia. Se le relajaron un poco los músculos del rostro y acabó por hacer historia:

—Llevábamos casi veinticinco años casados…, y cada vez éramos mejores amigos… Y más libres. —Se tironeó de los gemelos de oro, carraspeó, y recalcó—: Sí. Al final logramos ser muy… muy libres.

Lic encabalgó las piernas y se dijo: «Sigue. Sigue… No te pares… Sigue.»

Arturo Prat se pasó la mano por el cabello y prosiguió:

—Nuestra boda fue ortodoxa. Lógica. Las dos familias se conocían de antiguo. Materiales para la construcción casan bien con un arquitecto, y el padre de Eulalia era el mejor. Sin duda. El mejor.

Al pronunciar el nombre de la que había sido su esposa, los ojos de Prat se hicieron aguanosos y se le ablandó la voz. Parecía que hablara del agnusdéi.

Salinas sostenía papel y lápiz sin tomar una sola nota.

El industrial enclavó la vista en una de las estanterías repletas de libros, que ocupaban las paredes del despacho, y siguió recordando:

—Los primeros años de casados fueron... —dudó por unos instantes, y dijo—: fueron como estandarizados... Como los de todo el mundo.

«¿En qué "todo el mundo" andará pensando?», se dijo Lic.

—Aquellos años fueron cómodos... Eso sí. La empresa de casa funcionaba todavía... Pero nosotros estábamos como anestesiados, y Eulalia se casó tan joven... Pasó de ser casi una niña a madre atareada. —Los labios de Arturo Prat titilaron, y añadió—: En aquella época la vida pasaba ante nosotros y no éramos capaces de... —Se interrumpió para buscar la palabra justa. O quizá la tuviera en la punta de la lengua y no quería pronunciarla. Engarfió los dedos en el brazo del sofá y susurró la muletilla—: Y no éramos capaces de romper moldes.

El despacho olía a la colilla del cigarro que Lic había dejado consumir en el cenicero de cristal de la mesa. A papel viejo. A la cera que Marisa hacía pasar cada quince días por el entarimado, y a la colonia inglesa que gastaba Prat. El abogado Salinas adelantó la cabeza como si quisiese escuchar mejor, y se preguntó: «¿Qué estará tratando de decirme?»

—Luego..., Toni empezó a ir al colegio, y Eulalia se metió a fondo en el golf... Ya sabes lo absorbente que puede ser el golf, y las horas que hay que dedicarle. —La voz suave de Prat se hizo monocorde y el vidriado de sus ojos perdió vida—. La empresa de casa empezó a ir mal. De mal en peor...

Y al final, aquella suspensión... Para qué te voy a contar... La conoces mejor que yo.

Salinas asintió en silencio. El industrial elevó las cejas y continuó:

—En aquella época me aparté de Eulalia... Me avergonzaba del fracaso de mis negocios. Me notaba como... como apestado. Ella también se alejó de mí... Estuvimos a punto de separarnos.

Salinas sabía que Arturo Prat había logrado superar la mala racha que lo hundió en la suspensión, pero no conocía a ciencia cierta a qué nuevos negocios se dedicaba. Hacía ya más de cuatro años que no se veían y Lic se preguntaba: «¿Por qué habrá acudido a mi despacho? ¿Por qué precisamente a mi despacho?»

Arturo Prat continuó con la historia, como si Salinas fuese su psicoanalista:

—La suspensión terminó como el rosario de la aurora, y perdí la empresa... Ya lo sabes —dijo mirando al suelo—. Eulalia se puso a trabajar.

El «se puso a trabajar» dicho en el tono solemne de Prat sonó a acto heroico.

Lic preguntó:

—¿En qué trabajaba?

—Se dedicaba a la venta de viviendas... y terrenos. Ya sabes, el golf está en Valldoreix... y Eulalia era amiga de todo el mundo. La zona está subiendo como la espuma. Empezó vendiendo un par de chalés y luego la cosa fue a más, y...

—¿Trabajabais juntos?

—En parte, sí. —Dudó antes de referirse a su propio trabajo, y explicó—: Después de perder la empresa de casa, conseguí la representación para Barcelona de una firma de productos de seguridad...

Alarmas, sensores y cosas por el estilo. —Y aclaró—: Gracias a mi mujer conseguí algunos contratos en Valldoreix y, también, en Sant Cugat y Bellaterra.

—¿Trabajaba para algún API?

—Para muchos, y para ninguno en concreto. Eulalia tenía buenas relaciones. Era muy conocida en todos los clubs de golf... y estaba siempre al corriente sobre quién buscaba casa. Ella se limitaba a hacer los contactos.

«Al parecer, la señora valía para los negocios. Nada por aquí, nada por allá, y a poner la manita», se dijo Lic. «Voy a tener que apuntarme a uno de esos clubs... A ver si me cae algún chollo.»

—¿Tuvo algún problema? —Lic precisó—: Me refiero a problemas de trabajo. ¿Tenía algún enemigo? ¿La habían amenazado?

Prat negó con la cabeza. Salinas insistió:

—Antes... has hablado de que anduvo con la cocaína...

—Sí —afirmó con sequedad—. Pero la había dejado... ya.

—¿Quién se la suministraba? —quiso saber el abogado.

—Mira, Lic, te he dicho que ella y yo éramos más amigos cada día. —Entrecerró los párpados y aseguró—: Teníamos en común muchas cosas: Toni, la casa, el golf, la Costa Brava... Y muchos amigos. —Prat lo señaló con el índice y, como si quisiese alancear un fantasma, recalcó—: Pero también teníamos nuestras vidas... La mía y la suya... Y últimamente habíamos conseguido vivirlas sin herirnos. La cocaína, durante un tiempo, formó parte de la suya, y nunca pretendí que me contara quién se la suministraba. Me limité a advertirla del peligro de abusar...

—¿Llegó a hacerlo?

—A veces es fácil pasarse.

—¿La has probado?

—No... no.

—Supongo que tendría amigos aficionados a la coca...

Prat asintió de mala gana.

—¿Jugadores de golf? —preguntó Lic.

—Alguno.

Salinas trató de edulcorar un poco la voz, que era oscura y algo rota, y argumentó:

—Arturo, sé que no eres hombre de ir comprometiendo a la gente. Pero, créeme, necesito datos. Necesito nombres.

—Laura Jover —soltó—. Es handicap ocho, y juega en el Mas d'Or.

Prat extrajo una cajetilla cara de cigarrillos americanos del bolsillo interior de la chaqueta y, tras ofrecer uno a Salinas, prendió el suyo con parsimonia y aire de «no te voy a dar más nombres».

El abogado se acercó a la mesa para llamar a Marisa por el interfono, y no tardó en acudir.

Lic, dirigiéndose al industrial, preguntó:

—¿Te apetece un café?

—Prefiero té... con leche fría. —Se llevó la mano a la cabeza y añadió—: Y una aspirina, por favor.

Tan pronto como la secretaria salió del despacho, Lic se sentó frente a Prat y preguntó:

—¿Os casasteis en Barcelona?

Arturo asintió con la cabeza.

—O sea, que estabais en régimen de separación de bienes, ¿verdad?

El industrial volvió a asentir.

—¿Había hecho testamento, Eulalia?

—Sí.

—¿Lo conoces?

—No del todo.

—¿No del todo?

—Hace años, cuando estábamos a punto de separarnos, ella se fue a ver al notario y... —Sonrió con amargura y prosiguió con voz átona—: Más tarde, cuando lo nuestro iba ya mejor, hizo otro testamento.

—¿Tenía mucho patrimonio?

—Era hija única del arquitecto Rifá... Al morir su padre le dejó la casa de Calella de Palafrugell y la colección de pintura. —La boca se le trinchó en un gesto amargo, y recordó—: Después de perder la empresa de casa, tuvimos que malvender un par de Nonells para poder vivir.

«Nonells... Ahí es nada», se dijo Lic.

Arturo Prat entornó los ojos y, tratando de liberarse de un peso que le oprimía las recámaras de la mente, se puso a hablar a borbollones:

—Toni me llamó desde Brighton. «Mamá ha muerto, ven en seguida.» Tomé el primer avión. El estúpido informe oficial: falleció por sobredosis. No. No es cierto. —El hombre se iba encendiendo. Las aletas de la nariz de aguilucho se le dilataron—. La pedantería de los funcionarios. Las pruebas de la muerte por sobredosis de *speedball*. El escrito en que se certificaba: «No se aprecia la menor señal de violencia.» No lo hizo ella. ¡Ca! La pincharon. La pincharon..., y luego el entierro... Y el vuelo de regreso.

Salinas lo miraba con atención, pendiente de su

monólogo errático, y en cuanto hizo una pausa le preguntó:

—¿La enterraste en Brighton?

—Sí. Yo quería que le hiciesen de nuevo la autopsia en Barcelona..., pero Toni confía en los forenses británicos. Según él no se pueden comparar con los nuestros... Y se emperró en enterrarla cuanto antes: «Mamá no hubiese aceptado el show de ser transportada de aquí para allá.»

Lic se preguntó qué aspecto tendría Toni. «Pobre chaval.» Y opinó:

—Estoy de acuerdo con tu hijo. Han pasado años enteros sin que oficialmente se haya dado un solo caso de envenenamiento en Barcelona. ¿No te parece un poco raro...? —Salinas hizo una pausa y, recordando lo que solía repetirle el comisario Rebollo, se quejó—: Menuda descoordinación ha existido entre el Instituto Anatómico y el de Toxicología... Imagínate..., los análisis de vísceras tienen que ser solicitados por medio del juez. No hay burocracia ni nada...

Aunque el abogado dijo lo que pensaba, lo hizo tratando de quitarle de la cabeza el pensamiento de tornillo: «Tendría que haberme empeñado en regresar con el cuerpo de Eulalia. Tendría que...» Lic recordaba bien la época de la suspensión de pagos, y la manía que sufría Prat de dar vueltas y más vueltas a todo.

El industrial cerró los párpados por unos momentos y volvió al asunto de la hacienda de su mujer:

—Últimamente, Eulalia ganaba mucho. Las cosas le funcionaban. —Y aclaró—: Con la bajada de los tipos de interés, la gente de dinero ya no está dispuesta a mantenerlo durmiendo en el banco. Los chalés que salen a la venta, en la zona de Sant Cugat, se colocan en seguida.

Mientras escuchaba, el abogado se preguntó: «¿Para qué iban a matarla? ¿Para qué?» Y acabó por decirse: «Suponiendo que de veras la hayan matado... Quizá Prat no esté dispuesto a admitir que su mujer murió simplemente porque se metió en la vena una dosis exagerada.»

Arturo se tentó los labios secos y violáceos, y explicó:

—Desde hace un par de años Eulalia ganaba mucho. Compró el chalé de Brighton con dinero negro.

El abogado Salinas, bajando la voz, preguntó de sopetón:

—¿Quién va a heredar lo de Eulalia?

—Supongo que Toni y yo... No he leído aún el testamento.

—¿Qué notario lo redactó?

—Ella tenía mucha confianza en Eusebio Lama. También juega a golf... —No pudo dejar de objetar—: Juega muy mal.

Marisa entró en el despacho sin llamar y sin hacer ruido. Colocó la bandeja en la mesilla baja, y dijo como excusándose:

—Se me han terminado las aspirinas. He mandado a Chema a la farmacia. No tardará.

Chema era un zagalejo que hacía de chico de los recados, de cerillero, de proveedor exclusivo de la mucha lotería que iba comprándole la secretaria a lo largo del año, y de betunero del abogado.

Antes de regresar a la recepción, Marisa insistió:

—Está al llegar.

Salinas tomó la tacita con las dos manos y habló por encima de la superficie humeante del café:

—No sé si soy el abogado ideal para llevar el caso. Parece tema de penalista... o incluso de la Policía Judicial... Ya sabes, lo mío es lo mercantil... Aunque a veces te encuentras con complicaciones... y las cosas se envenenan.

—Mira, Lic —lo interrumpió—. No nos engañemos... He recurrido a ti porque estoy al corriente de tu buena relación con la Policía.

—La tengo con alguna brigada. —No dio más detalles—. Pero...

—Conozco tu forma de actuar y me parece sumamente práctica —lo cortó, sin dejarlo terminar, y preguntó—: ¿Qué provisión de fondos quieres que te haga?

El «provisión de fondos» hizo un efecto parecido al «abracadabra», y Salinas se puso a echar cuentas:

—Tendré que ir a Brighton. —Lic elevó el índice para precisar—: Y cuanto antes... Viajar sale caro.

—Puedes alojarte en nuestra casa... Si no te importa compartirla con Toni.

—Me parece bien.

Se hizo un silencio en que ambos trataron de columbrar la cifra. Lic era maestro en mantenerse callado cuando le convenía. Para él era un juego parecido al de aguantar la mirada en las negociaciones. Sobre todo en las que sostenía con esos ejecutivos rampantes que aspiran a convertirse en hombres atlánticos.

Por fin, el industrial propuso:

—¿Te parece bien una provisión de un millón...?

Salinas puso cara de «¡qué miseria!», y Arturo añadió:

—... O millón y medio.

El abogado se dijo: «Sigue siendo tan agarrado como en la época de la suspensión.» Y aceptó:

—Bueno. Si hace falta más, ya te avisaré.

—Por supuesto...

Llamaron a la puerta con los nudillos. Lic dijo:

—Adelante.

Chema entró con la cajita de aspirinas. Le gustaba hacer las entregas personalmente al abogado. El zagal era de piel oscura y cabello atezado y lacio. La vida que le bullía en los ojos de ébano le iluminaba todo el rostro, pero en aquel fulgor bailaba algo de pena honda.

Lic tomó las aspirinas y se las dio a Prat, luego hizo un guiño al chaval y le dijo:

—Mañana... no te olvides de traerme una caja de puros, ¿eh?

—Patas de elefante, ¿verdá?

—Sí, señor —dijo Salinas sonriendo.

Lic decidió irse a Inglaterra al día siguiente, y antes recalar en Barcelona con el fin de acercarse al golf Mas d'Or. Quería palpar la atmósfera que respiraba Eulalia.

Desde el mismo despacho de Salinas, Arturo telefoneó a su hijo para anunciarle la hora de llegada del abogado y que se alojaría en su casa. Toni se ofreció a llegarse a Heathrow para recogerlo, pero lo hizo con frialdad. El joven Prat solía recibir a contrapelo todo cuanto viniera de su padre.

Lic pidió al industrial que telefoneara, también, a Laura Jover. La supuesta compañera de aventuras coqueras de Eulalia no estaba en casa. Salinas tomó nota del teléfono para llamarla más tarde.

Tan pronto como Arturo Prat salió del despacho, el abogado marcó el número del comisario Rebollo. Lic acostumbraba hablar a través de su línea sin el menor recelo. Se había hecho instalar un *scrambler* para cortocircuitar escuchas y ojeos y sabía que, por añadidura, en la brigada contaban con otro. Quedaron en verse en el Golden Lion a las siete y media.

Salinas se arrellanó en el sillón, puso los pies encima de la mesa y con mucha cachaza prendió un cigarro, manteniendo alta la llama del mechero amazacotado, que apestaba a gasolina, hasta que se inflamó por completo el foco calorífico.

Miró sin ver las motocicletas emborrachadas de color del folleto y dejó que las ideas vagaran sin rumbo por su cabeza: «Rebollo va a decirme que está dispuesto a ayudarme si le doy algo a cambio... ¿Qué puedo ofrecerle? ¿Qué coño puedo ofrecerle?» Dio una larga chupada y con la fumarada trató de hacer argollas de humo con poco éxito. «¿Por qué sospechará Prat que asesinaron a su mujer? Ése se calla la tira de cosas... Y debe de querer ocultar algo... Si no, ya habría acudido a la Policía, que es gratis... Menudo tacaño está hecho... Quizá sospeche de alguien y no quiera decírmelo, o no se atreva..., o simplemente recele del ambiente en que se movía Eulalia. ¿Quién sabe?»

Lic arrugó los labios en una mueca de disgusto que dejó al descubierto su dentadura sana y ebúrnea, consecuencia de heroicas y frecuentes visitas al dentista. Sus pensamientos iban cabeceando y la derrota no lo llevaba a parte alguna. Harto ya de arfar se puso en pie y se dijo: «¿Y si se la hubiese cargado el propio Arturo Prat?» Y se preguntó: «¿Motivos...?» Para responderse contando con los dedos: «Cuernos. La herencia. Chorizarle el negocio. Otra mujer...»

CUANDO SALINAS ATRAVESÓ la recepción del despacho para acudir a la cita con el comisario Rebollo, Marisa estaba contándole a Chema un accidente de moto que había ocurrido aquella misma mañana:

—Horrible. Horrible. Y muy cerca de aquí, no creas...

La narración de la secretaria era exagerada y melodramática. El pobre muchacho, todo ojos, la miraba imaginándose al motorista con los huesos rotos y la ropa manchada por muchos roeles de sangre.

El abogado pasó ante ellos. Dijo adiós y aparentó que iba metido en sus asuntos y no se enteraba de lo que andaban hablando. En cuanto llegó a la escalera aflojó el gesto y se sonrió con malicia.

Cruzó la plaza Mayor a buen paso y echó una moneda de diez duros al fondo de la copa del sombrero renegrido de un guitarrista que bordoneaba bajo los soportales. «No lo hace mal.» Dijo que no a una chica carillena, que quería venderle no sé qué, y tomó un taxi en la calle Mayor.

Junto a la entrada del Golden Lion estaban trabajando dos hombres de mono color cachumbo. La propietaria del pub había mandado colocar una cabeza dorada de león por cima de la puerta.

«Ana lo habrá visto en algún pub de Londres, y

a copiar se ha dicho... Es nuestro sino», se dijo Lic.

El comisario Rebollo no había llegado todavía y Ana acudió a recibirlo haldeando, cadereando y acariciándose la melena clara y llameante.

La chica le plantó dos besos húmedos y sonoros, «mua» y «mua», y se lo llevó a la mesa del altillo que era el rincón que raramente dejaba hollar a quien no fuese de su cuerda.

Lo sentó en el mejor sillón y se quejó con voz ronca y zalamera:

—Hace más de una semana que no se te ve el pelo.

—No quiero espantarte al sacamuelas.

Ana tenía un pretendiente que, según él, estaba dispuesto a todo. Incluso a casarse con ella. Y encima era uno de esos dentistas que ganaban el dinero a espuertas.

—No te salgas por la tangente..., que te conozco. —Inflando los labios pulposos advirtió—: Ya lo tenemos más que hablado tú y yo. Una cosa es una cosa, y la otra, la otra... Y por el momento soy muy libre de hacer lo que me plazca.

La palabra «libre» hizo que Salinas recordara lo que le había dicho Arturo Prat aquella misma tarde: «Llevábamos casi veinticinco años casados... y cada vez éramos mejores amigos... Y más libres.»

Ana continuó salmodiando en un murmullo, pura queja, salpimentado por objeciones no formuladas. Lic la oía sin escuchar, mientras se preguntaba: «¿Cómo debió de ser Eulalia Prat...? ¿En qué líos andaría metida...?» Y sin saber por qué notó que le brotaba una extraña simpatía por aquella desconocida que había muerto tres días atrás en el condado de Sussex.

—Vaya regalito estás hecho... —iba diciendo Ana—. Otra no te aguantaría ni la mitad. Ni la mitad de la mitad... Apareces. Desapareces. Vuelves a aparecer cuando te da la gana... Y como si tal cosa...

Salinas la miró con aire de guasa, y propuso:

—¿Te vienes conmigo a Inglaterra?

—¿Cuándo?

—Mañana.

—¿Cuántos días?

—Dos o tres.

—¿A Londres?

—A Brighton. A una hora de Londres.

—Ojo..., Lic. Que soy muy capaz de decir que sí.

—Adelante.

—Marilú podría llevar el pub. Sólo serán dos o tres días... —dijo poniendo los ojos en la chica que estaba sirviendo un whisky de malta detrás de la barra de madera gruesa y oscura.

—Hecho —sentenció Salinas.

—Hecho —repitió Ana con un brillo de niño ilusionado en los ojos grandes y redondos.

—Hay que madrugar. Quiero pasarme por Barcelona.

Lic se había entercado en acercarse al escenario de la vida de Eulalia Prat.

—Quédate esta noche —propuso ella.

Ana tenía una habitación en la trastienda, con suelo y paredes del mismo gales que el pub. Verde oscuro y rayita negra.

—Mejor será que vayamos a casa —dijo Salinas pensando en las carpetas que aún tenía que dejar preparadas para que Marisa las despachara.

—¿Va en serio lo del viaje? —preguntó ella

abriendo mucho los ojos y elevando las cejas repulidas.

—Lo certifico.

—¡Qué ilusión! —La chica se puso en pie y anunció—: Voy a subirte algo de picoteo... y a hacer la maleta antes de que te arrepientas.

Lic se sonrió de buena gana y ella, con el pie en el escalón, preguntó:

—¿Esperas a alguien?

—Al comisario Rebollo... No creo que tarde.

El abogado fue siguiendo con la vista el movimiento de los zapatos color cinabrio que calzaba Ana hasta que se metió en la recocina.

Los pies de las mujeres inducían en él una extraña fascinación.

Salinas recordaba la excitación sexual —sí, claramente sexual— que le produjeron los pies desnudos de una penitente, y encapuchada por añadidura, al pisar el frío raíl de una línea de tranvías en el recorrido de una procesión de la amenguada Semana Santa de la Barcelona de los cincuenta.

Más tarde, fue clasificándolos. Empezó por distinguir los que le gustaban de los demás y trató de buscar correlación con los rostros y formas de ser.

La aparición de las primeras sandalias que retoñaban con el buen tiempo, y sobre todo las descocadas, se convertía en un auténtico festival para los ojos golosos de Salinas.

Rebollo no tardó en aparecer avanzando con paso apresurado por entre las mesas del pub. El hombre andaba adelantando el calvatrueno. El cráneo óseo, brillante y pelado, que tenía forma de cebollón, le daba un aspecto sañudo. El bueno del comisario lo sabía y se alegraba: «En mi profesión hay que parecer un malaleche... y si lo eres de veras, mejor.»

El policía se dejó caer en un silloncito bajo y dijo:

—Ya no puedes vivir sin mí, ¿eh? —Sonrió con aire socarrón, mostrándole la dentadura manchada de nicotina y el colmillo de oro, y añadió—: ¿Qué tripa se te ha roto... desde la hora de comer? Al mediodía andabas la mar de tranquilo.

—Se me acaba de presentar un caso que... —empezó a explicar Salinas tratando de poner cara de palo.

—Que ¿qué?

—Que no veo claro.

—¿Qué ha pasado?

—Ha muerto una mujer.

—¿De qué?

—Al parecer, de sobredosis de droga.

—¿Era una yonqui?

—Había tenido rachas de coca.

—Esos drogatas... —se quejó Rebollo resoplando—. ¿Qué la mató?

—Un pinchazo de *speedball*.

—Eso es ya mucho vicio... Demasiado.

—El marido sospecha que la asesinaron... Cree que le pusieron la inyección a la fuerza.

—¿Dónde murió?

—En Inglaterra. En Brighton.

Rebollo le caló los ojos huevones y preguntó:

—¿Le han hecho la autopsia?

—Sí.

—¿Dónde?

—En Brighton.

—Mejor. Aquí no ven tres en un burro... ¿Encontraron algo?

—Confirmaron que murió de una sobredosis... de esa mezcla explosiva: heroína y coca.

—¿Qué quieres que haga?

—Que consigas el dossier de cuanto haya averiguado la policía británica.

—Casi nada —exclamó Rebollo poniendo sordina a su voz estridente.

Salinas apoyó las manos huesudas sobre la mesa y argumentó:

—Rebollo, eres el mandamás de «los Financieros». Tu brigada está metida en operaciones antidroga. Cazáis a los traficantes cuando tratan de blanquear el dinero sucio... Y estáis colaborando con la NIU. —Se refirió a la Narcotraffic Intelligence Unit—. La NIU puede conseguirte la información en cuanto se la pidas.

—¡Amos ya..., Salinas! No puedo ir montando números sólo porque esa mujer se haya metido en la vena una dosis de elefante. ¿Estamos?

—Rebollo, me debes un favor.

El abogado se refirió al legajo, que había entregado recientemente al comisario, sobre las actividades de uno de los capos del negocio de la coca. El narcotraficante anduvo metido hasta los codos en un caso que había llevado a Lic por la calle de la amargura.

—¿Un favor?

—¿Qué me dices del expediente sobre la cocaína?

—¿Y qué me dices tú de toda la información que te fui pasando...? Para que al final te llenases los bolsillos. ¡Menuda minuta debiste de presentar...! —A Rebollo le encantaba ironizar sobre la palabra «minuta», y solía pronunciarla arrastrando las vocales—. Y luego a vivir a la gran dumón.

—No compares la información enlatada que sacabas de los télex de la NIU con el montón de datos frescos que te di.

El policía hizo un jeribeque de duelo y embistiendo con la quijada anunció:

—Lo haré. —Se interrumpió y, rascándose el pulpejo de la mano con una uña mellada, larga y amarillenta, agregó—: Pero que te conste, después de ésta... en paces, ¿eh...? Que estás hecho un liante.

Las mesas del pub se habían ido llenando de parroquianos. En la que quedaba bajo el altillo, un par de chicas muy peripuestas hablaban de las vacaciones que ya se acercaban:

—Pues hija. Yo voy a irme a Ibiza —decía la que era pelirrubia y vestía una blusa muy relamida de seda color lapislázuli—. Sueño con aquellas aguas... Que ves el fondo... Oye, en serio, que se ven las rocas del fondo, y las algas...

El abogado Salinas, tratando de maquillar la satisfacción que le habían producido las palabras del comisario, preguntó:

—Rebollo, ¿cuándo me darás esos datos?

—No sé... Tengo que ver... —dijo el policía echando mano de la petaca de piel maltratada en la que guardaba la picadura—. Tengo que ver.

—¿Una semana... más o menos?

—No seas plomo... Quizás una semana... o más. Veremos.

Rebollo sacó el librillo de papel de fumar de los fondos del bolsillo lateral de la arrugadísima chaqueta y se puso a liarse un cigarrillo.

El abogado iba a acosarlo para sacarle mayor concreción cuando Ana subió al altillo con una bandeja de canapés:

—Os vais a relamer. —Señaló las láminas de salmón con la uña tintada de color carne y dijo—: Mejor que el ahumado, y hecho en casita.

La chica empezó a explicar que si compraba salmón fresco. Que si lo ponía a macerar con hierbas. Que si esto, que si aquello, pero al ver lo poco que interesaban sus explicaciones optó por hablar de otra cosa. Y, ¿cómo no?, lo hizo del viaje:

—¿Me llevo ropa de abrigo?

—De mucho abrigo, no —opinó Lic.

—Allí suele llover...

—Eso sí.

—¿Me llevo paraguas o lo compramos en Inglaterra..., si llueve?

Ana la gozaba pensando en lo que iba a llevarse, en lo que no y sobre todo en lo que iba a comprar en ese disneyland de las compras que para ella eran las Islas Británicas.

—¿Te vas a Inglaterra? ¿Te la llevas? —preguntó Rebollo después de inhalar el humo de su pitillo irregular y panzudo—. ¿Cuándo?

—Mañana —dijo Salinas mirando con zumba a la chica.

—¿Cuánto tiempo vas a estar de vacaciones con los anglicones? —inquirió el policía con mordacidad.

—Hasta que resuelva el caso.

—Menos guasa, Salinas. Que ya nos conocemos. —El comisario se llevó el dedo al ojo y preguntó—: ¿Qué minuta vas a colocar con ese nuevo enredo...? ¡Tela marinera!

—Poco, Rebollo... Poco —se lamentó el abogado—. No todo el monte es orégano.

—Ya veo, ya. —Rebollo tuvo un acceso de tos tabacosa que le arreboló el rostro e incluso la calva. En cuanto consiguió respirar con normalidad, dijo—: Ya veo. Como no puedes sacarles las perras, te montas unas vacaciones pagadas.

Ana se sentó a la mesa y llamó al camarerito de botones dorados. En cuanto la chica pidió la botella de Lagavulin, Salinas extrajo un cigarro de su purera de cuero color avellana. Ella le pidió otro veguero y, tras prenderlo con la llama que le ofreció el comisario, se hizo lenguas:

—Quiero ir a Harrods y a Marks & Spencer. Son verdaderas maravillas para ir de compras. Cada uno en su estilo, claro... Me voy a equipar de arriba abajo.

Rebollo la observó con ojos socarrones y también, ¿por qué no decirlo?, con no poco afecto. Se sacó una libretilla de tapas gastadas y dijo:

—Salinas, dame las señas de Inglaterra.

El abogado le dio la dirección del hijo de Arturo Prat, mientras se preguntaba: «¿Estará pensando en mandarme a Brighton lo que le he pedido? Sería perfecto. Perfectoperfectoper...»

El comisario lo sacó de sus cavilaciones dando un manotazo sobre la mesa, y dijo:

—¿Echamos un dominó?

Ana se excusó con un:

—Hay que dejarlo todo un poco organizado, y aún tengo que hacer la maleta. —Y propuso—: Jugad vosotros... Si queréis, os encuentro pareja ahora mismito.

Sin esperar respuesta, Ana se acercó a la barra

y les propuso la partida a dos médicos que eran habituales del Golden Lion. A los diez minutos, los cuatro andaban en el juego, envueltos por una nubecilla evanescente de humo de tabaco.

La patrona del pub se fue en busca de Marilú y, mientras ayudaba a acaldar, inventarió un sinfín de instrucciones:

—Sobre todo, la caja. Por la mañana temprano, la ingresas en el banco. Eso lo primero.

—Descuida.

—Ojo con los proveedores, que son muy tunos. Tú sólo lo justo. ¿Me oyes? Lo justo... Aunque te den el oro y el moro de promoción, les dices que no. ¿De acuerdo?

—De acuerdo.

—Y no te olvides de ponerle la comida a la gata... *Michita* es muy limpia y no te dará problemas.

Salinas iba siguiendo, de hito en hito, las admoniciones de Ana por su imagen pechialta reflejada en el espejo cobrizo de detrás de la barra.

—Y otra cosa. —Ana insistía en darle recomendaciones—: Procura hacer relaciones públicas.

—Eso me cuesta mucho —confesó Marilú, que era flacucha y timorata, y parecía algo amerluzada.

—Pero si es muy fácil. Fíjate...

Ana se dirigió a tres donjuanes bien puestos que acababan de entrar en el local. Les hizo las preguntas tópicas. Habló con ellos durante cinco minutos y con sonrisa de compincheo los invitó a compartir la mesa de las dos chicas muy peripuestas, que estaban en plena faramalla, echando mano de la socorrida argucia del no quedan mesas. Lo que además era cierto.

La propietaria del Golden Lion conocía la afición de aquellas chicas al ligue de postín. Ligue amateur, por supuesto. El celestinazgo de Ana respetaba escrupulosamente ese principio, y no admitía en su local ni putillas ni putones desorejados.

Lic seguía desde su observatorio los pasos de la patrona del pub, y se iba diciendo: «Ana está como quiere... ¡Como quiere!»

El comisario Rebollo era zorro viejo, y fue colocando las fichas de dominó sin cometer un solo error. Jugó como un autómata, limitándose a cumplir todas y cada una de las mil reglas y reglillas, pero su cabeza estaba en otra parte y dejó que el abogado llevara la iniciativa. Perdieron.

Cuando terminó la partida, el sabueso esperó a quedarse a solas con Lic para confiarle en voz muy queda:

—Óyeme, Salinas, he ido dándole vueltas a tu caso. —Se pasó la mano por la boca hocicuda y especuló—: Si realmente mataron a esa mujer de un pico de *speedball* —pronunció «spíbol»—, la cosa puede tener su intríngulis. Esa forma de matar es de profesional, y de los de primera.

El abogado lo observó con interés toqueteándose la patilla de las gafas.

Rebollo bebió un buen trago de islay. Aquella noche invitaba Ana y la chica cuidaba de que los vasos, largos de talle, se mantuvieran llenos. El sabueso continuó, algo achispado por los vahos etílicos:

—Si... —advirtió blandiendo el dedo—. Si se la cepillaron con tan buena maña que llegaron a dar el pego al forense..., podría ocultarse detrás algo... y gordo.

SALINAS Y ANA aterrizaron en el aeropuerto de Barcelona antes de las diez de la mañana. El día era templado y nítido. Y en cuanto colocaron las maletas sobre el asiento trasero del Volkswagen —«escarabajo»—, que Lic solía dejar estacionado cerca de la salida del Puente Aéreo, lo descapotaron.

El abogado acostumbraba pasar los fines de semana, que en su caso eran por lo menos de tres días, en una masía que tenía en Peratallada. Y aprovechaba los viajes para hacer relaciones públicas con los clientes. «Si no los cuidas, se te constipan», solía decirse con ortodoxia fenicia.

La noche anterior, antes de irse del Golden Lion, logró hablar por teléfono con Laura Jover y quedaron en verse en el club de golf. «Tengo clase a las once y luego partido», había dicho ella con el más puro deje de la Diagonal.

El «escarabajo» de color verde oliva ascendió por las curvas y contracurvas de Vallvidrera detrás de una vieja camioneta que les obsequió con las vaharadas foscas de su motor asmático. Lic trató de adelantarla pero el conductor no le dio la menor oportunidad. El abogado, por lo bajo, fue mentándole la parentela y en especial la madre. Pobre mujer.

Ana sonreía y sonreía. Estaba exultante y hasta

le parecía pintoresca la antigualla que los iba gaseando.

Tuvieron suerte. La carraca se desvió hacia el Tibidabo, y pudieron gozar del aire en el rostro y de la pineda que se desparrama por un sinfín de colinas y se extiende hasta Valldoreix.

Antes de llegar al Mas d'Or, cuando enfilaban ya el camino enarenado, se les cruzó una ardilla flaca y bermeja. Ana se quitó las exageradas gafas de sol y exclamó:

—Mira, Lic. ¡Qué monada!

El abogado detuvo el cabriolé poco antes de llegar al club, y sacó la cámara fotográfica de una de las bolsas laterales de su maleta. Montó la capota y, mientras caminaba hacia la casa solariega que había sido restaurada con buena mano, dijo:

—Ana... Ya sabes cómo funciona, ¿verdad?

—Sí. Claro —repuso con sorna.

Lic era poco aficionado a la fotografía, pero ella se empecinaba en retratarlo todo tan pronto como se iba de viaje. Sobre todo si llegaba a cruzar la frontera.

El abogado había contado a la chica algunas vaguedades sobre el caso, y en el vuelo anunció: «Vas a tener que echarme una mano.»

Ya casi llegaban al *caddymaster* cuando Salinas le explicó en qué mano estaba pensando:

—Ana, tú te coges la cámara y vas disparando las fotos que te apetezcan... Pero fíjate bien. En cuanto me veas hablar más de diez minutos con alguien, te las ingenias para hacerle la foto. Allí mismo o en otra parte. ¿De acuerdo?

—Clarísssimo —repuso ella con un tonillo burlesco.

El Mas d'Or había ido creciendo alrededor de la vieja masía que daba nombre al club. La inflación de golfistas compulsivos, de los que ven ese deporte como seña de identidad de estatus elevado y atlántico, hizo doblar el número de socios en menos de cinco años.

Cubiertas de teja vieja albergaban las nuevas instalaciones de anchos ventanales y moqueta de color verde. Un verde que quería aproximarse al de la hierba tupida de los *greens*.

Salinas preguntó por Laura Jover en la recepción. Le dijeron que «estaba en la cancha de prácticas», y hacia allí se encaminó dejando a Ana en la barra de un pequeño bar de techo abovedado que se abría a un lado de la recepción.

—Me tomaré un café con leche —dijo la chica, y añadió—: Y así me desmarco un poco.

La cancha estaba a cien metros de la casaclub, y consistía en una explanada de hierba con banderolas que indicaban las distancias desde la línea de *tees*. Detrás de la línea, a cuatro pasos, había un llovedizo a teja vana, abierto hacia la explanada, que incluso con mal tiempo garantizaba bien que mal la continuidad en los golpes a jugadores contumaces y las lecciones de cada día a los profesionales del ramo.

Laura Jover andaba tratando de corregir el *pull*, y Tito Morón le hacía repetir los golpes para equilibrar la posición de las manos sobre la empuñadura del palo, que en aquel momento era un *driver*. Cuando Salinas se acercó, Tito se afanaba en corregir la posición de los dedos de Laura, recolocándoselos uno a uno para conseguir «un *grip* más sólido».

El cubo de plástico estaba ya casi vacío de bolas, y Lic se dijo:

«No sé cómo puede aguantar el rollo ese de ir repitiendo tanto golpe y, encima, con sermones.»

Salinas la reconoció con facilidad. Era la única mujer que estaba en clase. Los otros cuatro aprendices de brujo eran varones que andarían de los cuarenta para arriba.

«Creía que yo era de los pocos que viven bien», se dijo Salinas. «Pero ésos... no creo que den ni golpe, amén de los que les hacen dar aquí...»

El abogado se sentó justo detrás del rectángulo de caucho sobre el que pisaba Laura para dar sus golpes monitorizados.

Lic echó el tronco hacia atrás. Apoyó ambos brazos en los del silloncito de aluminio y adelantó las piernas.

Laura falló las tres bolas siguientes, e interrumpió la clase para preguntar a Lic:

—¿Eres el abogado Salinas?

—Sí.

Ella, que estaba de muy buen ver y debía de andar rozando la treintena, dejó el palo y se le aproximó.

Salinas se puso en pie, y le tendió la mano. Laura, tras saludarlo, propuso:

—¿Te importa que termine la clase...? No sé qué me pasa... Estoy *puleando* todo el rato. —Se quejó como si hablara de algo realmente grave—. Y a las tres tengo un *match*... para el campeonato del club.

—Nada, nada. Te espero... —Y añadió—: ¿Te molesta que me quede viendo cómo te dan la clase?

—No —mintió—. Bueno... —se corrigió—. Si

veo que no puedo concentrarme te lo digo..., ¿vale?

Tito Morón fue siguiendo el diálogo con cara de mala noche y aire ligeramente petulante. Tan pronto como Laura regresó a su lado, le entrelazó los dedos por sobre el asidero del palo:

—Así, no... Así. El *grip* tiene que ser consistente —insistió con visaje tenso y voz hueca.

Laura no daba pie con bola. Desde luego, Lic la ponía nerviosa. El profesor dedicó al abogado un par de miradas hoscas y achuladas, y éste prefirió retirarse con un:

—Laura, te espero en la terraza.

—Será mejor... Me estás sacando de *swing* —repuso ella agradecida, mostrándole dos hileras de dientes marfileños.

No pasaban ni cinco minutos de las doce —la clase terminaba a mediodía, y los profesionales suelen respetar la hora de acabar con precisión de metrónomo—, cuando una Laura enfurruñada se sentó a la izquierda de Salinas, de espaldas a un sol que ya empezaba a picar.

—No me sale el *grip*. No termino los golpes. No encuentro mi *timing*. No... Estoy fuera de *swing*.

—Vaya. Parece serio... —observó Salinas con voz apenujada.

El abogado la aguardaba en una mesa de madera blanca que se hallaba en un ángulo de muros recubiertos por enredaderas. En el aire se palpaba el aroma de césped recién cortado y el rumor de la segadora mecánica que andaba por el hoyo dieciséis. Delante mismo de donde estaban.

Laura Jover se apartó de la cara un mechón de cabello finito tintado de rubio pajizo, y se lamentó:

—Has elegido mal día para vernos. Hoy no estoy

para nada... Isa me va a echar en el hoyo doce, o antes. Es lo que tiene el *match*. —Enarboló un dedito menudo y tierno. Se señaló la cabeza queriendo señalarse los sesos, y aseguró—: El *match* se juega aquí. No es como el *medal*. Si no andas fina, lo tienes claro...

Salinas permaneció callado, observando con curiosidad los ojos hundidos y aliquebrados de la chica. El abogado iba a llevar la conversación a Eulalia Prat cuando Laura dijo secreteando y mordisqueándose los labios:

—Lo que me pasa... —Se interrumpió. Miró a Lic de soslayo, y dijo—: Lo que me pasa es que no puedo quitarme a Eulalia de la cabeza... No. No puedo. No puedo quitármela...

Salinas quería hacerle una pregunta, pero ella prosiguió:

—Ya he hablado con Arturo... —Iba a añadir algo, pero se interrumpió. Tras un silencio embarazoso rompió a decir—: Pobre hombre... Pobre hombre. —Y musitó de forma casi inaudible un tercer—: Pobre hombre.

En el bar, los jugadores profesionales tomaban cafés solos y cortados, apoyados en la barra. El ventanal estaba abierto de par en par, y se colaban sus comentarios cuando elevaban el tono:

—Que estás hecho un forrabolas... —decía un veterano al que llevaba la tienda de cachivaches golfísticos.

—Mira... quién fue a hablar. No das rabazos, ni nada.

Tito Morón, tras pasar las cuentas con el muchacho que se encargaba de recoger las pelotas en la cancha de prácticas, regresó a la casaclub. No quería perderse la tertulia que acostumbraba formarse a aquella hora.

Era hombre pelinegro y de tez tostada, e iba enfrascado en lo suyo. No reparó en la rubia del vestido malva que enfocaba no sé qué ángulo. Tito era el único profesional del club que competía en torneos internacionales y estaba habituado a sufrir a los fotógrafos y filmadores.

Cuando el golfista se encontraba a menos de dos metros de Ana, ella disparó a la cancha de modo que Morón quedara dentro de la foto, pero en el extremo derecho. Tan pronto como Tito la rebasó, ella volvió a accionar la máquina. Esta vez tomó sólo la cancha, y nada más que la cancha. «Ésta para despistar», se dijo con aire divertido.

Laura continuaba con su cuchicheo:

—Arturo está desquiciado. Le han pasado tantas cosas...

«¿A qué se referirá», se preguntó Lic. Y con deliberada inconcreción:

—¿Compartes sus recelos?

La chica se puso en tensión, y la cara de gatita con ojos rasgados viró a rostro de mujer madura. Mucho, mucho más madura de lo que había aparentado hasta aquel momento. No respondió.

Salinas, que también hablaba quedo, preguntó:

—¿Qué le llegó a ocurrir a Eulalia?

—Que se pinchó una dosis que... —murmuró entrecerrando los ojos castañoclaros.

—Arturo no es de esa opinión. —Y endureciendo el gesto—: Por eso me ha contratado...

—Lo sé... El pobre no quiere admitirlo... En el fondo, no la comprendió nunca.

—Laura, me gustaría que me hablases de Arturo: ¿Qué le ha pasado...? ¿Por qué no la comprendió nunca...?

La chica arrugó la naricilla respingona. Tomó el bolso de cuero de Loewe, que ya andaba algo repelado. Lo abrió carraspeando y se excusó:

—Tengo un catarro que no hay quien se lo quite de encima.

Salinas la observó sin decir nada. Ella hurgó en los fondos y, entre monedero y lápiz de rouge, dio con el inhalador. Lo volvió del revés, y luego se lo aplicó a una fosa nasal y a la otra.

Lic sabía lo suyo sobre cocaína y coqueros, y se dijo: «Vaya con Laura... El inhalador ese es de *connaisseur:* primero dosifica la coca y luego a esnifar se ha dicho...»

Laura, que no se apercibió de que Salinas hubiera identificado el chisme, comentó:

—A ver si consigo quitármelo de encima. Debe de ser el fumar... Con todo lo que fumo no voy a curarme nunca.

Lic asintió con la cabeza, mirándola con un rictus sardónico de incredulidad.

Ella, retorciendo el borde del guante de golf, dijo:

—Voy a responder a tus preguntas. —Su tono adquirió un eco retador—. A todas.

Un joven camarero boquirrubio se acercó a preguntar si querían tomar algo. Ella pidió té con limón; Salinas, café.

En cuanto se quedaron solos, Laura explicó:

—Arturo es muy buena persona, pero el pobre es una calamidad. Primero hizo agua con la empresa de su casa, y luego...

—¿Y luego?

—Verás... Es un poco duro hablar de ello. —Se le estaban poniendo ojos de serpiente—. Luego fue incapaz de remontar.

El abogado sabía de sobra que la cocaína da una extraña seguridad que a veces se convierte en insensatez.

Quiso aprovechar la ocasión, y tentó la suerte insistiendo e insistiendo en sus preguntas:

—¿Por qué es tan duro hablar de ello?

—Porque Arturo, últimamente, vivía de Eulalia.

—¿Y la representación de alarmas?

—El problema no está en las alarmas. El problema está en él, que se ha ido hundiendo día a día. Todo le resbala...

—¿Cómo marchaban los negocios de Eulalia? —preguntó Lic deseando llevar la conversación a las comisiones que se embolsaba con las compraventas. «Poder pagarse un chalé en Brighton parece un poco demasié, por barata que esté la vivienda en Inglaterra», se había repetido varias veces recordando lo que le dijo Prat.

—Estoy hablándote de estas cosas —pronunció las últimas palabras con aflicción— sólo porque Arturo me ha dicho que eres de fiar, y que vas a ayudarle... Y, créeme, quiero ayudarle... Me da mucha pena. Mucha...

Los ojos de la chica se habían vuelto brillantes y más redondos. La piel se le transparentaba y dejaba ver las venillas azules de las sienes.

—¿Cómo le iban los asuntos? —insistió Lic con voz monocorde.

—Bien. Muy bien.

—¿Ganaba mucho?

—Sí.

—Debía de ser un águila esa mujer —dijo el abogado exagerando el tono encomiástico.

—Hombre...

—Mantener la casa a todo tren, y en plena crisis..., tiene su mérito.

Laura asintió con la cabeza. Y Lic, dale que dale:

—Lo que más me impresiona es la facilidad con que debía de conseguir los clientes. Debía de tener un don.

Ni Salinas ni Laura habían mencionado aún el negocio inmobiliario. Ella lo hizo por fin:

—Eulalia se movía muy bien en los ambientes de golf... —Dudó por unos momentos, y añadió—: Además, supo arrimarse a buen árbol.

—¿Sí?

—Sin organización, hoy en día no se hace nada. Se asoció a un agente muy bueno.

—Pero... Ella trabajaba con muchos agentes, ¿no? —dijo Salinas recordando las palabras de Prat.

—¡Qué va...! Todo lo hacía con Santi Font, que también juega en este golf.

—¿Está, ahora, en el club?

—Suele llegar más tarde. A eso de la una.

—Me gustaría hablar con él.

—Si aparece... —Laura respiraba como si estuviese acelerada—. Suele jugar sus hoyitos y comer en el restaurante.

Señaló hacia unas ventanucas de la vieja edificación. Detrás, en una mesa alargada, acostumbraban almorzar un grupo de iniciados que se reunían allí a diario. Entre ellos figuraba Santi. Tan constante devoción era la única forma de mantenerse por debajo del cuasi inaccesible handicap cinco. ¿Hay otro modo de lograrlo?

A medida que entraba en el caso, Lic iba notando la inquietante sensación de enfrentarse a un inaprensible trampantojo. Una cosicosa que se le escurría por entre los dedos.

Los profesionales, que seguían de tertulia, andaban quejándose. A veces, alzaban la voz y podía oírse lo que hablaban:

—Demasiado trabajo... Voy como una moto todo el día. —Era la voz de Tito Morón—. Y ya casi no me queda tiempo de tirar bolas ni de *aprochar*... Así no se puede ir por el mundo a jugar *opens*.

—Tengo dadas todas las horas —aseguraba una voz cascada—. Lo del paro no va con nosotros.

Salinas decidió mudar de bisiesto, y entró a matar:

—¿Le das también al *speedball*?

Laura adelantó el cuerpo. Apretó los dientes como si quisiera hacerlos rechinar. Se llevó la mano a la cara.

Parpadeó y, tartajeando, preguntó para ganar tiempo:

—¿Cómo dices?

—¿Te pinchas también?

—¿También? —articuló la chica con voz hueca.

El abogado se acodó sobre la mesa. Se acercó bruscamente a Laura tratando de romperle la burbuja personal, y precisó:

—Quiero decir que si además de usar el inhalador de nieve...

—Muy bien. Muy bien —estalló—. Parece que conoces el terreno que pisas...

Se interrumpió al ver aparecer al camarero en

el umbral de la puerta. El chico dejó tazas y tetera sobre la mesa y regresó al bar a escape.

Laura se puso a rememorar:

—Después de separarme lo pasé muy mal... Muy mal. Estaba tan deprimida... Tan hundida. —Cerró los ojos y dijo, como si hablara para ella misma—: Hasta que un día esnifé un poco. Y luego...

—¿Has probado el *speedball*? —preguntó Lic, esta vez con cierta dulzura.

—Entre nosotros lo llamamos «el francés».

La expresión trajo a los ojos de Lic un fulgor libidinoso. Ella se dio cuenta y aclaró:

—Lo llamamos así porque lo comparamos al champán francés. Sólo para ocasiones, ¿me captas...? Es un latigazo de placer, directamente aquí —se señaló el cerebro—. Es como... como un viaje con ácido.

—Y Eulalia, ¿también estaba en el ajo?

—Ella lo sabía todo...

No dijo más. No hacía falta. Lic volvió a Prat:

—¿Andaba Arturo al corriente?

—No quería enterarse... A veces, en las fiestas, pasaba por delante de la bandeja de las líneas y parecía que ni las viera.

—¿Esnifa también?

—¡Qué va! Lo probó una vez y le sentó fatal... El pobre no da una a derechas. —Y sentenció—: Comprendo que Eulalia pasara de marido.

—¿Tenía algún lío fijo, Eulalia? —preguntó Lic con ojos cáusticos.

Laura asintió con la vista.

Salinas la observó con aire interrogativo y ella acabó por decir:

—Santi... Santi Font.

Laura abrió el bolso. Tomó el inhalador. Y esnifó con delectación una dosis de treinta miligramos de cocaína. Lo hizo sin el menor recato.

A veinte metros, por el *green* del dieciséis, iban desfilando golfistas. Diestros y solitarios que avanzaban espiritados jugando dos bolas. Caballeros antañones de atildaduras *ancien régime*. Ejecutivos con mala conciencia por andar haciendo novillos en viernes. Zangandungos. Y también grupos de *bon vivants* que, con la excusa de hacerse unos hoyos, paseaban sin prisa hablando de sus cosas por aquellos prados espléndidos, mullidos y cerebralizados.

Salinas, volviendo a la cocaína, soltó:

—¿No te da miedo esnifar tanto?

—No —repuso con seguridad—. Uso *lady* pura. Pura al cien por cien. Lo que mata son las porquerías esas con que la cortan...

—¿Cómo sabes que es pura?

—Lo sé. Antes usaba de la otra, pero este año ha habido suerte y he ido gastando de la buena. —Se señaló el rostro con ambas manos para decir—: Fíjate, desde que supe lo de Eulalia estoy en un *run*, y ya ves... Como una rosa.

«Después del *run* caerás en el *crash*», se dijo el abogado. E inquirió:

—¿Quién te la suministra?

Ella lo miró con cara de niña malcriada, pero no dijo nada.

—¿Quién? —porfió Salinas.

Siguió callada. Se tapó la boca para no soltar un estornudo cocaínico, y puso ojos de «no te lo diré».

—Por favor —rogó Lic—. Ayúdame a descubrir lo que le pasó a Eulalia.

—Se suicidó —afirmó la chica con voz aplomada que doblaba a muerto—. Eulalia no se pasaba nunca de dosis... si no quería.

TAN PRONTO COMO SANTI FONT apareció por el Mas d'Or, el recepcionista le dijo que Laura deseaba verlo.

La chica ya se lo había anunciado al conserje cuando dejó por unos minutos a Salinas y se acercó al zaguán para saludar a su contrincante: la temida Isa, que era mujer fondona y tenía fama de pegarle fuerte a la bola.

Santi se encaminó a la terraza, y Laura le presentó a Lic:

—El abogado Salinas es amigo de Arturo Prat... El pobre Arturo sospecha que hubo algo raro en lo de Eulalia.

Santi Font era un cuarentón sanote de tupido mostacho entre azafranado y pardo, y mentón prominente. El agente inmobiliario solía combinar el golf con intereses de índole más práctica, y casi siempre jugaba con socios del club que fueran además clientes de su agencia. Y de los buenos.

Santi miró de reojo la hora y propuso a Lic:

—¿Te importa que charlemos por el camino, entre golpe y golpe?

Salinas iba a decir que muy bien, cuando apareció Ana cámara en ristre. Disparó y luego dijo:

—¡Qué ángulo más majo, con esas yedras de fondo...!

La amiga de Salinas ya se había hartado de pasearse por los hoyos. De hacer fotos campestres y, sobre todo, de la facundia de Laura.

Laura Jover le enclavó una mirada despectiva, «¿quién será ésa?»

Ana la ignoró. Tomó una silla de otra mesa y se sentó al lado de Lic.

El abogado dijo:

—Es mi secretaria.

Santi y Laura se miraron con incredulidad y Salinas, dirigiéndose al agente, cambió de asunto:

—¿Vamos al campo?

—Espérame en el *tee* del uno. Voy a por los palos —propuso Font.

Laura Jover hurgó en el bolso y, esta vez, extrajo la agenda. Le pidió el teléfono a Lic. Tomó nota y anunció:

—Te llamaré si te necesito.

«A saber lo que necesitará la andoba... La tía es de bofetada», pensó Ana, pero se mordió la lengua. Cosa que no acostumbraba hacer.

Ana acompañó a Salinas hasta la salida del primer hoyo y, en cuanto apareció Santi, dijo:

—Lic, voy a tomarme un aperitivo a tu salud. Te espero en el bar... —Y con un mohín—: Procura no enrollarte demasiado, ¿eh?

Santi Font hizo una salida muy buena. Golpeó la bola por todo el centro de la cara de la madera. La mandó a más de doscientos metros y la dejó en plena calle. No pudo evitar una mueca de satisfacción.

Salinas saludó el maderazo con un adulador:

—¡Mucho!

Lic se ofreció a hacer de *caddy,* y se puso a tirar

del carrito. El agente fue al asunto y aseguró con voz ronca:

—Estoy tan interesado, o más, que Arturo por llegar a saber qué le ocurrió a Eulalia.

«Vaya... Esto sí que es una salida de caballo siciliano... Sí señor», se dijo Salinas y preguntó:

—¿Sospechas algo?

—Sí.

Se detuvieron. Lic se lo quedó mirando, y Santi dijo:

—Me temo que la mataron. —Y añadió—: La conocía muy... muy bien.

Font echó a andar de nuevo en dirección a la bola. Tomó un hierro nueve y dio medio golpe. La trayectoria salió desviada hacia la derecha, y la pelota se hincó en una trampa de arena profunda y hostil.

Lic guardó el hierro en la bolsa. Le dio el *blaster,* y lo observó con aire interrogativo.

Santi dijo:

—No sé quién lo hizo. Ni idea. Por eso no me he movido... todavía. Pero sé que ella no se pinchó. —Miró hacia arriba y prosiguió—: Me costó mucho... Mucho. Pero al final dejó la coca. Sí, lo logró. Lo logramos.

—¿Y la hipótesis del suicidio? —aventuró el abogado.

—No y no —negó elevando el tono y moviendo la cabeza de un lado a otro.

—¿Por qué no?

—Porque teníamos planes para el futuro. —Se apoyó en el palo y bajó la voz—: Jamás había pensado en atarme a una mujer... Tuve una novia a los dieciocho, y basta. Me sirvió de vacuna... Pero

Eulalia... —Se le iluminó la vista y dijo con gesto adolorido—: Ella también estaba ilusionada. ¿Puede suicidarse una mujer ilusionada?

—¿Cuándo dejó la droga?

—A principios de año.

—¿Estás seguro?

—Sí —afirmó con aplomo—. Lo recuerdo muy bien. Fue después de lo que pasó el día del Pro-Am.

Lic y Santi taponaban el recorrido del campo. Detrás de ellos, unos muchachos habían dado ya los golpes largos, y empezaron a hacerles señas para que despabilaran.

El agente salió de la trampa a la primera. La bola, en medio de una lluvia de arena, fue a parar a menos de un metro de la bandera. Un golpecito, y dentro. Par.

Mientras andaban hacia la salida del dos, Santi continuó explicando:

—En el Pro-Am Eulalia jugó formando equipo con el mejor profesional del club. Con Tito Morón. Iban ganando, pero ella falló el último *putt* del último hoyo... y la bola sólo estaba a un palmo de la bandera.

—¿Había esnifado?

—Sí. Y ese bendito *putt* pesó más en Eulalia que todos mis argumentos. Aquel día, por fin dejó la coca. «Lo vi tan claro...», me dijo.

Se sentaron en un banco de madera para dar paso a los muchachos que iban pisándoles los talones, y Santi siguió explicando con hablar trompicado:

—La familia Prat había jugado siempre los Pro-Am. —Caló la vista en el suelo y agregó—: Hasta que el negocio de Arturo empezó a tambalearse...

Esos campeonatos cuestan dinero. En la subasta, para comprar al profesional —dijo «comprar al profesional» como si se refiriera a una botella de escocés— a veces hay que pujar alto. —Frunció los labios y siguió—: En cuanto Eulalia empezó a ganarse la vida, y bien —dijo con admiración—, los Prat volvieron a jugar los Pro-Am, y a pagarse los mejores *pros*... Y no sólo eso. Eulalia, además, financiaba a Tito para que pudiera jugar *opens* importantes... y eso sale caro.

—¿Tanto ganaba Eulalia? —preguntó Lic de sopetón.

Los dos chicos, uno de cabello rufo, el otro retinto, les pidieron paso. Font se lo dio con la mano. Y los muchachos se apresuraron por llegar a la salida del dos y adentrarse cuanto antes en el hoyo.

—¿Tanto ganaba Eulalia? —repitió Lic.

—Mucho. Gracias a ella he hecho las mejores operaciones de mi vida. Y... se llevaba su parte.

El abogado permaneció callado observando el agua atomizada que salía por un difusor de riego. La estrella de polvo de agua reflejaba la luz del sol, y formaba arcos iris cambiantes. Y salpicaba las copas de los pinos, la hierba y las escasas manchas de tierra roja. Y salpicaba el aire. La extensa superficie de hierba del hoyo dos parecía una lámina de tejido tornasolado y carnal.

—¿Cuánto se paga por un chalé en esta zona? —porfió Lic.

—Depende... De los metros cuadrados. De la situación. Del jardín. —El hombre iba contando con los dedos—. Del tipo de construcción... Si quieres, te enseño uno... Y sin compromiso, ¿eh?

«Ante todo el negocio... Es de los que no deja

escapar oportunidad... Vaya elemento», se dijo Lic, y preguntó:

—Imaginemos una casa de doscientos metros cuadrados con jardín, en una buena zona de Sant Cugat... o Valldoreix.

—Depende... depende... —Se rascó el cogote y estimó—: No sé... Pongamos alrededor de los veinte... o veinticinco.

—¿Qué comisión sueles cobrar como agente de la propiedad?

Santi se puso en pie como si el abogado hubiese accionado un resorte y, con hablar atropellado, dijo:

—Depende... depende. —Se quitó el guante que calzaba en un gesto automático y enumeró—: Depende de lo que se pueda sacar. De la forma de pago. De la relación que haya con el comprador o el vendedor...

«No quiere soltarlo», pensó Salinas y dijo:

—No voy a hacerte la competencia. Tranquilo...

—No. Si no es eso... Pero, de veras, es difícil precisar.

«No va a decirlo ni que lo maten», concluyó el abogado.

Salinas fue a por el carrito de los palos, que había dejado bajo un gran roble, y súbitamente sonó un impacto seco, sordo y violento.

Santi Font, que lo vio todo, pasó del susto a la chanza:

—Salinas, te podían haber matado...

El muchacho del cabello rufo había hecho una salida larguísima, y el retinto quiso superarla golpeando la bola con todas las fuerzas de sus dieciocho años y de sus ochenta kilos. La pelota salió como una bala, eso sí. Pero muy desviada, escorada hacia la derecha. Hacia el abogado.

El bolazo dio en el tronco del roble, a menos de un jeme de la cabeza de Lic.

Santi añadió:

—En los adelantamientos la gente se acelera. Se ponen nerviosos y pasan estas cosas... Los campos de golf se están convirtiendo en lugares inseguros.

El chico del cabello retinto se acercó, lívido, a excusarse. Font aprovechó la ocasión para solfear. Ya tenía ganas de poner las peras a cuarto a aquellos jovenzuelos que andaban a punto de alcanzar handicaps más bajos que el suyo. Con las horas que le costaba a Santi mantenerlo.

Salinas los observaba acordándose por lo bajo de los muertos del retinto.

Tras las amonestaciones, el agente inmobiliario propuso a Lic:

—Si quieres, lo dejamos.

—Por mí, sí —repuso Salinas pensando en Ana, «la pobre lleva demasiado tiempo sola».

Mientras regresaban a la casaclub, el abogado preguntó:

—¿Conoces al hijo de Eulalia?

—No. Creo que el chaval vale mucho. Estaba loca por él.

—¿Pensabas casarte con ella?

—¡Hombre...! —Santi tiraba del carrito, y se detuvo para decir—: Juntos estábamos bien, muy bien... Y los negocios nos marchaban, ¿qué más quieres? No siempre hay que escriturar.

—Antes me has dicho que teníais planes.

—Sí. Queríamos pasar mucho tiempo juntos. Habíamos alquilado un ático en el barrio gótico y lo estábamos decorando con calma.

—¿Pensaba separarse de Arturo?

—Eso es una tontería —murmuró.

—¿Sí o no?

—Puesss... No. Eulalia quería volver a situarse. Quería que Toni tuviese lo mejor... Ella decía que el divorcio destruye los patrimonios..., que es cosa de clases medias.

«Vaya ideas tenía la señora... Vaya firma. ¡Vaya firma!», pensó Lic.

Font volvió a tomar la empuñadura del carrito y prosiguió:

—Lo tenía muy claro. Lo del patrimonio de su familia era sagrado. Si hasta en el testamento se lo deja todo a Toni... para no disgregarlo.

—¿Conoces el testamento?

—Claro. Como ella conocía el mío...

—¿Tenía mucho dinero?

Y dale.

Cuando a Lic se le metía algo en la cabeza porfiaba y porfiaba.

Santi, mirando hacia adelante, admitió:

—Últimamente nos iba muy, muy bien. Sí. Tenía un buen rincón.

—¿En qué invertía Eulalia? —se aventuró a preguntar el abogado.

—¡Vaya tema...! Con lo mal que se ha puesto lo de Hacienda. —Se acarició el mostacho y dijo con aprensión—: Supongo que no serás inspector o algo parecido.

—Nada de eso —protestó.

—Eulalia era muy aficionada a la pintura. Yo no sabía una palabra de cuadros —confesó palmeándose el pecho—. Pero ella me interesó en el tema. Además..., es una buena forma de esconder el dinero, ¿no?

Salinas puso mueca de «si te empeñas...», pero no dijo ni sí ni no.

—Yo no era capaz de distinguir un Casas de un Nonell... ni de un pastiche. —Santi se vio obligado a justificarse—: No vengo de casa rica. Mi familia lleva un pequeño hostal en Salou..., desde siempre. Empecé arrendando apartamentos por temporadas. Luego, me fui metiendo en compraventas de solares... Y empecé a ligar operaciones, y a meterme en cosas de firmas y notarios, y contratos. Y terminé montándome en Sant Cugat atraído por el boom del «Silicon Vallés» —ironizó.

Se les cruzaron unos *caddies*. Aquellos arrapiezos andariegos de mirada gris y uñas enlutadas llevaban los carritos de sus señores a la salida del hoyo uno. Vestían calzones desflecados y pingones y soñaban en convertirse algún día en su idolatrado Seve.

Lic oscureció el gesto y dijo rezongando, como si hablara para sus adentros:

—Hay algo que me gustaría saber. Algo que puede tener su importancia... —Y preguntó—: ¿Quién suministraba la droga a Eulalia?

Font se pasó la mano por el cabello. Hizo mueca de «a ver..., cómo se lo explico», y comenzó a decir:

—Esos ambientes son muy turbios. Los que están metidos en el rollo de la coca igual pueden ser camellos, que coqueros, que las dos cosas.

—Pero..., alguien se la suministraría, ¿no?

—Sí, claro... Pero era un asunto del que ella no quería hablar.

—Sospecharás de alguien... ¿no?

—Sí.

—¿De quién?

—De los que andan esnifando...

—¿Por ejemplo? —inquirió frunciendo el entrecejo.

Salinas iba impacientándose.

—Por ejemplo, Tito Morón... Por ejemplo, Laura Jover. —Dudó por un instante, y añadió—: Y otros... que te sorprenderían.

—¿Qué hará Arturo sin el dinero de su mujer?

—Tendrá que vender alarmas... y en serio. No como ahora, que se lo echa todo a la bartola.

—¿Son muy amigos Arturo y Laura Jover?

—Ese media cerilla no es amigo de nadie... Es un flojo. —Ensombreciendo el gesto—: Laura es una chica mal de casa bien... Las familias se conocen de años. Los Jover son los de las Platerías Jover. —Santi miró a Salinas con malicia y aseguró—: Pero entre ellos dos, nada de nada. Ni ahora, ni nunca.

—¿Tiene algún lío, Arturo?

—¡Qué va! Ése se marca solo.

Pasaron bajo el siempre verde oloroso de un laurel. Una rama de hojas lampiñas acarició el cabello pelitieso de Lic. El agente inmobiliario respiró hondo y dijo:

—Arturo viene de una de las mejores familias de Barcelona y se va a ir a tomar viento. —Lo dijo como levantando acta—. Es un perdedor nato. Su amigo del alma, Juan Chueca, le ha pasado la mano por la cara en todo: empezó por abajo y ahora tiene una cadena de distribución de electrodomésticos. No sabía lo que era un palo de golf, y se está hinchando a llevarse campeonatos... Y encima, Eulalia..., antes de conocerme —precisó—, tuvo que ver también con Juan.

Lic se lo quedó mirando con cara de «¿quién es ese señor?», y Santi dijo:

—Supongo que habrás hablado con Chueca.

—Pues no.

—Los Chueca y los Prat se han pasado la vida siendo uña y carne. En Barcelona, viven al lado. Veranean en Calella. Son socios de este golf, y juegan siempre juntos. —Torció la boca y precisó—: Para ser exactos, los Chueca suelen ganar a los Prat.

—Ni Arturo ni Laura me han hablado de los Chueca.

—¡Qué raro! —exclamó, y supuso—: Hoy no vendrán por el club. Juan está forrado. Pero eso sí, paga el precio: se pasa la vida encerrado en el despacho. Sólo se deja ver los fines de semana.

«Me estás diciendo que tú eres más listo..., ¿verdad?», pensó Salinas y soltó:

—Si, como crees, lo de Eulalia fue provocado... ¿Por qué lo harían?

Al referirse a tan infausto suceso, Salinas bajó la voz.

Santi no respondió porque aparecieron por el camino los habituales de mediodía. Iban a hacerse sus hoyos y al cruzarse con Font lo fueron saludando con familiaridad. «¿Ya estás listo? Pareces Speedy González», le dijo el dueño de unos supermercados. «Comemos juntos, ¿verdad?», un médico de Sant Cugat que observó a Lic como a un cuerpo extraño. «Voy a jugar a lo Seve», un marqués de caudal aún apreciable y humor avinagrado. Font se limitó a responder con un lacónico:

—Hasta ahora.

El agente inmobiliario tomó a Lic por el brazo y lo apartó del camino. Se arrimó mucho, y habló en un murmullo:

—Le estoy dando vueltas y revueltas al asunto. —Y redijo como disculpándose—: Por eso no he actuado todavía.

En los ojos de Santi asomó un fulgor invernizo. Una luz de ansiedad.

Por entre los claros de un seto se veían las mesas blancas de la terraza. Salinas distinguió a Ana, que se había echado muy hacia atrás en la silla para tomar el sol, y pensó: «Le encanta tostarse... Menos mal.»

Santi Font, parpadeando y con voz tembladera, se decidió a soltar:

—Hay algo que me está quemando por dentro... No me gusta acusar a nadie sin pruebas. —Se interrumpió, y volvió a arrancar—: Pero... no puedo quitármelo de la cabeza. No. No puedo.

Lic lo miró con curiosidad adelantando la barbilla.

—El día en que murió Eulalia, Tito estaba en el sur de Inglaterra —aseguró Santi.

—Tito Morón..., ¿el profesional?

—Sí. Jugó el *open* de Hastings. Él acabó el domingo, y el lunes por la noche murió Eulalia. —Entrecerrando los párpados, añadió—: Y Hastings está al lado de Brighton... sobre la misma costa.

Lic trató de hablar con Tito Morón, pero se había marchado hacía menos de media hora.

El recepcionista puso cara de extrañeza al anunciarlo, y comentó:

—Es raro. Nunca se había puesto malo. Es la primera vez que falta a sus clases...

ANA Y LIC llegaron al aeropuerto con una hora de antelación. El vuelo de Iberia despegaba a las cinco y pico de la tarde.

—Un sandwich. Una llamada a Rebollo... y al avión —dijo Salinas en cuanto recibió la tarjeta de embarque de manos de una niña zangolotina y añoñada que, parapetada tras el mostrador, recitó tres frases tópicas con tonito de megafonía aeronáutica.

Mientras despachaban los insulsos bocadillos Ana abrió el bolso, que era de los grandes.

Lic, recordando el inhalador de Laura, exclamó:

—¿A ver qué te sacas del fondo?

Ella tomó una revista. Un ejemplar gastado de *Todo Golf*. El de enero. Se puso a hojearlo buscando algo, y lo abrió por una de las páginas centrales:

—Ahí tienes —dijo tocando a Laura Jover con el extremo de la uña.

La instantánea ocupaba tres cuartos de página y fue tomada el día del reparto de premios del Trofeo Platerías Jover.

Lic leyó el pie de la foto que rezaba: *Eulalia Prat recibiendo la copa de vencedora del Trofeo Platerías Jover de manos de Laura Jover. Detrás de la mesa presidencial: Jorge Luzón, marqués de*

Viñadecaballo; Juan Chueca y Luis Lewes, de izquierda a derecha.

El abogado miró a Ana con aire apreciativo, y preguntó:

—¿De dónde la has sacado?

—Estaba en el revistero de ese salón tan mono que da al campo. —Ana hizo un guiño y añadió—: He visto la foto esa, y he pensado que te iba a interesar... La revista está pasada ya —dijo con voz de niña malcriada—. Y me la he llevado.

Salinas observó con detenimiento el rostro de Eulalia sobre la muy barnizada página de papel cuché. Era mujer de pómulos prominentes y ancha de boca. Llevaba aretes y la melena bruna peinada completamente hacia atrás. En los ojos chisporroteaba una tristura que hacía contrapunto con la sonrisa fácil del reportaje.

—Me gusta esa mujer —afirmó Lic.

—Tiene estilo —opinó Ana y, señalando despectivamente a Laura, añadió—: Y no como esa finolis de pacotilla.

Salinas se sonrió por lo bajo y preguntó:

—¿Qué te parece ese señor?

El abogado puso el índice sobre la chaqueta de Chueca.

—Nuevo rico, y además hortera —sentenció sin pensarlo dos veces.

—¡Vaya rapidez!

—Vivo de la vista. —Se señaló un ojo, pero detuvo la yema del dedo a unos pocos milímetros de las pestañas. No llegó a tocárselas. No quería correrse el rímel—. Con el negocio que tengo, hay que hilar delgado. En el Golden Lion no te puedes equivocar con la gente, si no...

Juan Chueca era hombre de poca estatura —el marqués narigón de enjutos carrillos le sacaba la cabeza—, cuellicorto y de cabello ralo. Sus ojillos tenían fuerza y, en la revista, miraba a Eulalia como si concediese el beneplácito a la ganadora del campeonato. Daba la impresión de ser uno de esos hombres con narices de perro perdiguero.

Salinas arrancó con cuidado la página de papel satinado. La dobló en cuatro y se la guardó en el interior del blazer de entretiempo. Lic era amigo de ir con chaquetas azul marino a todas partes, y su armario ropero parecía el de alguien que obligatoriamente tuviera que ponerse aquel uniforme.

Tan pronto como terminó el bocadillo, Lic dijo:

—Tengo que telefonear a Rebollo.

—Te esperaré tomándome un café.

Tras un par de zumbidos y un pitido, el telefonista pasó la llamada al comisario. Rebollo daba la impresión de saber algo, pero se empeñó en escuchar primero a Salinas.

El abogado pensó: «Antes doblar que quebrar.» Y explicó:

—He conocido a una coquera amiga de Eulalia.

No dijo su nombre por el momento. No quería meterla en la astrosa libretilla de Rebollo, ni en los ordenadores de la NIU. Al hablar de ella, Lic recordó sus zapatos de golf. Menudos, verdeazulados y no claveteados, sino de tacos de goma gruesa y silenciosa. Y se dijo: «Debe de tener unos piececitos de muñeca china.»

El comisario, que lo conocía bien, no le pidió los datos de la chica. Aunque Rebollo se dijera también: «Por el momento...»

—Y... ¿qué? —espetó el sabueso.

—Opina que se suicidó.

—Claro. Es la solución fácil... Cántame un tango... —Y añadió—: ¿Qué más?

—Me ha dicho que Eulalia tenía un lío.

—Hombre... —exclamó con interés—. ¿Con quién...? Eso puede tener su aquel.

—Con un agente inmobiliario. Un tal Santi Font. Su agencia está en Sant Cugat.

El comisario repitió entre dientes «Santi Font» mientras tomaba nota, y luego preguntó:

—¿Algo más?

—Me ha hablado de Arturo Prat... Opina que es un pobre diablo.

—Desconfía... Desconfía... —advirtió Rebollo—. Podría estar usándote de zaguero para asegurarse de que no haya dejado ningún cabo suelto.

Salinas repuso con un gruñido que quería decir «descuida».

—¿Algo más? —insistió el policía.

—He visto a Font.

—¿Y bien?

—Poca cosa... —Y abrevió—: Dice que Eulalia había dejado la coca.

Rebollo lo cortó con una carcajada entrecortada y bronquítica.

Lic interrumpió sus explicaciones y dijo:

—Rebollo... Ahora te toca a ti.

—Bueno, hombre, bueno... —Y hablando con compostura—: La NIU ya me ha dado alguna cosa.

El policía hizo una pausa para dar mayor importancia a lo que iba a decir.

Salinas apremió:

—Al grano, Rebollo, al grano. Que tengo que tomar el avión.

El abogado hablaba sentado cómodamente, desde una de esas cabinas nuevas que han montado con mesillas y todo. Y operadora. Vaya un feo a la automática.

El comisario aplastó y despanzurró la colilla de su cigarrillo. Se cambió de oído el auricular, y dijo:

—Dos cosas... Primera, la policía de Brighton anda convencida de que Eulalia Prat murió de una sobredosis que se inyectó ella misma... Y segunda...

—¿Sí?

—Segunda..., Eulalia figura en los archivos de la NIU como distribuidora de cocaína. —El policía se puso las antiparras para leer—: *Como distribuidora de cocaína, de quinto grado, para fines recreacionales* —la traducción de la unidad de inteligencia se las traía—, *con especial incidencia en su círculo de relación personal.*

—Coño —exclamó el abogado. Y preguntó—: ¿Qué quiere decir lo del quinto grado?

—El primer grado está copado por los grandes del narcotráfico —explicó con una pizca de admiración y tono didactista—. Luego vienen los que distribuyen la coca en zonas más pequeñas..., hasta llegar a la venta domiciliaria. Ahí nos movemos en grados que van del quinto al octavo... O sea, que Eulalia tenía su importancia dentro de los pequeños. —Carraspeó y agregó—: Y la señora debía de ganar dinero a porrillo... Y cuando hay mucho dinero de por medio pueden darse homicidios muy limpios... De los que, por desgracia, no podemos descubrir ni los anglicones ni nosotros... ni el lucero del alba.

El comisario se detuvo. Lic no dijo ni pío. Y Rebollo añadió:

—Por ejemplo. Podían haberla dormido con uno de esos anestésicos que no dejan rastro en las autopsias. Darle el pinchazo con guantes. Pasarle la jeringuilla por los dedos para que luego aparecieran sus huellas dactilares..., y aquí no ha pasado nada.

CON LA IZQUIERDA Salinas extrajo la purera del bolsillo interior y, con los dientes, pinzó un filipino. La otra mano la mantenía engarfiada sobre el auricular del teléfono.

Mientras Rebollo segundaba sobre todo el dinero que ganan los camellos de cocaína —o mulas—, como también solía motejarlos, Lic le dio al amazacotado mechero y, en cuanto logró igualar la brasa del cigarro, dijo:

—Esos datos sobre Eulalia... ¿se refieren a tiempos pasados?

—¡Ca, Salinas! ¡Ca! Esa señora —pronunció el «señora» con sorna— vendió droga hasta el día de su muerte... o casi.

—Te veo muy seguro.

—Claro. Ya sabes el procedimiento que usa la NIU...; y nosotros, sin ser la NIU. —El comisario volvió a hablarle con tono de maestro de primeras letras—: Se infiltra uno de los nuestros... El tío da a entender que le va el rollo... y a esperar. Hay que tener mucha paciencia... y mucho tiento. Y, a veces, al final se logra entrar en el tomate. —Hizo una pausa y concluyó—: La NIU tiene un confidente colocado en el mundillo que frecuentaba Eulalia Prat... Y esa señora... —redobló el tono chancero al decir «señora»— esa señora lo suministró hasta el mismo día de su viaje a la Gran Bretaña. —El policía leyó el télex que se apoyaba por sobre unos rimeros de expedientes rancios y polvorientos—: *Último contacto, el treinta de mayo del corriente año. Nota: la droga que distribuye el sujeto observado ha aumentado de riqueza en benzoilmetilecgonina.* —Se comió la mitad de las consonantes e hizo una pausa para aclarar—: El palabro ese es el nombre científico de la cocaína pura. —Y prosiguió la lectura—: *Seguirán resultados de series analíticas.*

Ana, que ya se había hartado de esperar y de ahuyentar los moscones que acudían al panal de rica miel de sus carnes prietas, fue al encuentro de Lic. Y le señaló el reloj desde el otro lado de la ventana acristalada de la cabina.

Salinas dijo que sí a la chica con la cabeza, y que no al aparato:

—No tengo más tiempo, Rebollo... Que me voy a quedar en tierra.

—Bueno, adiós.

—Espera.

—¿No andas con prisas?

—Sólo un momento... Oye, Rebollo... Échale un ojo a las cuentas bancarias de Arturo Prat y su mujer... y de Santi Font. Puedes seguirle la pista por la agencia inmobiliaria...

—¿Manda algo más el señor?

—Puesss...

—Dime —lo animó.

—Hay un jugador de golf profesional en el Mas d'Or...

—¿Nombre?

—Tito Morón.

«¿Qué cohones querrá decir Tito?», se preguntó entre dientes.

Lic dudó, y acabó por decir:

—No sé si es trigo limpio... ese Tito.

—¿Qué sospechas?

—Quizás esté metido en lo de la cocaína, también.

Durante la maniobra de despegue Ana trataba de poner gesto de naturalidad, pero no perdía de vista con el rabillo del ojo la tierra firme que se iba alejando. La chica se puso a trasudar y notó cómo el vestido se le pegaba al cuerpo. También notó la saliva caliente y espumosa en la boca. Mucha. Mucha más que la habitual.

Salinas, que en el mejor de los casos consideraba la aviación como un mal necesario, la miraba de soslayo y, para tratar de distraerla de aquella sensación ahilante, comenzó a hablar de la mayorazga de la familia Jover:

—Esa Laura debe de saber la tira... —Lic hizo un resumen de lo que habían hablado en la terraza del golf y terminó por decir—: Y se negó a contarme quién le suministraba la droga.

—Ya —repuso Ana, que escuchaba con los ojos parados—. Ésa quiere hacerte creer que sabe coserse la boca.

Se apagó la luz del prohibido fumar. Salinas prendió un cigarro. Y lo hizo con tranquilidad. Recreándose en la suerte. Sabiendo que nadie iba a urgirlo ni a quitárselo de entre los labios.

Lo que había entre los vegueros y él era muy

largo de explicar y al mismo tiempo simple. Lic había sido uno de esos retoños que se prenden de la teta como fuente segura de felicidad. Y había sufrido el shock del destete. Y se había refugiado en su chupete. En su viejo, maltrecho e insustituible chupchup. En el pulgar y en la nada. Hasta descubrir el contacto sensual, semiseco, semisalivoso, seminutritivo y tóxico de los puros, a los que se agarraba como a un pezón. Como a un fetiche. Como a un sucedáneo del cordón umbilical.

«¿Y de aquel niño triste? ¿Qué se ha hecho de aquel niño... conflictivo?», se dijo Lic eligiendo una de las expresiones predilectas del padre prefecto.

¿Prefecto o más bien perfecto? «El perfecto hijoputa, y además en versión ilustrada», pensó.

—A esa Laura no le puede pasar nada. Debe de limitarse a esnifar... y si la cosa se complica, que reciba el camello. Ella a disfrutar y a pagar, que para eso está el dinero de sus papás —dijo «papás» imitando el acento de la Diagonal, y le salió muy bien. Ana terminó por exclamar—: ¡Vaya humos...!

—Laura puede ayudarme, y mucho —afirmó Lic.

—Lo dudo —malició ella.

—Mira, Ana. En este caso sólo hay dos caminos a seguir: la droga o el golf.

La dama jamona que estaba sentada al otro lado del pasillo andaba comentando con voz cotorrona:

—No tardarán en servir el *lunch.*

Sin lugar a dudas pretendía dar a entender a su compañera de viaje que conocía bien aquel vuelo.

Salinas consideró: «Menos mal que no se ha sentado nadie en el tercer asiento de nuestra fila... Lo de llenarlo con cartera, periódicos, chaqueta... a veces funciona.» Y prosiguió con el asunto:

—Lo de la droga no hay más remedio que dejarlo en manos de Rebollo...

«O de la NIU», se dijo.

—Mejor —balbuceó Ana pensando: «No me apetece que andes jugándote el tipo.»

—Pero la cosa del golf... —dijo Lic con preocupación—. Me temo que Rebollo y sus hombres van a moverse por el Mas d'Or como pulpo en un garaje. —Y agregó—: Ya sabes que no hago jamás lo que puedan resolverme los demás... Pero, en lo del golf no tengo más remedio que meterme... Y Laura puede ser una buena puerta de entrada.

—Que no te pase nada.

—Pero... Vamos a ver, ¿qué te ha hecho Laura Jover?

—Nada.

—Si no te ha hecho nada..., vaya ganas de buscarle tres pies al gato —arguyó Lic sabiendo por dónde iban los tiros.

—A los que estamos sin dos pesetas, no se nos escapa esa risita de superioridad.

Ana era de las que cazurreaba cuando se le metía algo entre ceja y ceja.

El abogado pensó: «Está ganando el oro y el moro en el Golden Lion, pero sigue considerándose "sin dos pesetas".» Carraspeó y optó por dejar a un lado lo que define o no a las castas, para irse a otra cosa:

—Estoy convencido de que la parte sumergida del iceberg anda por el golf..., si es que hay iceberg. —Echó hacia atrás el respaldo del asiento y dijo—: Mira que ponerse a financiar a un jugador profesional en cuanto logró levantar cabeza... Ese ambientillo del Mas d'Or pesaba mucho en la vida de Eulalia. Sí. Sssssí —siseó dándose la razón.

El jet ya se había estabilizado en las alturas cuando sirvieron platillos encelofanados y café de tarro. Salinas hizo su papel, «tengo un hambre que no veas», pero Ana fue criticando cosa por cosa, sobre todo cuando se acercaban las azafatas y el azafato. Sólo probó la tarta de manzana, «si echara esa pitanza a mis clientes, no quiero ni pensarlo...»

Ya descendían sobre Heathrow cuando fantasmas y trasgos asaltaron la mente del abogado:

«En historias de droga hay que irse con pies de plomo. A un lado están los traficantes esos, que matan por menos de nada... Y al otro la NIU y los estupas que te embroncan al menor traspié... y si no te andas con ojo puedes acabar en la trena. —La imagen socarrona de Rebollo alivió sus cavilaciones y se dijo—: Si no contara con él, no me metía en este caso... ni loco. Ni borracho.»

Pasaron el control de pasaportes como ciudadanos de Europa. Por la cola elitista de «miembros de la CEE». Y, al salir al vestíbulo de la terminal, vieron a un muchacho que llevaba en la mano un cartelito con un «abogado Salinas» rotulado en rojo.

Era Toni. En cuanto los identificó, los saludó con un movimiento de cabeza y les enclavó una mirada torcida.

SALINAS ESTRECHÓ LA MANO nervuda de Toni y presentó a la chica:

—Ana Fonollosa. Mi secretaria —dijo con la misma entonación que hubiese empleado para referirse a su contable de manguitos.

El muchacho se limitó a saludarla con un:

—Encantado.

El joven Prat tomó la maleta armada con ruedecillas de Ana e indicó:

—Tengo el coche en el parking.

El hijo de Arturo era uno de esos morenos de ojos zarcos que de puro guapo parecen hasta feminoides. Llevaba un muy gastado niqui azul pálido, tejanos patinados y mocasines de marca británica y principal. Ana, en cuanto lo vio, lo retrató con ojos parleros: «Es de bandera... Es ideal. Un bombonazo.»

Toni se mostró distante y circunspecto, y no hizo el menor comentario sobre si esperaba o no que el abogado se presentara acompañado. Aunque no lo esperaba.

Se pusieron a atravesar el exagerado vestíbulo de la terminal dos, que se encontraba atestado de gentes variopintas. Turbantes, crestas, saris... Y Salinas, al llegar a la altura de una tiendecita que sólo despachaba corbatas, dudó: «¿Le pregunto, o no, si tiene alojamiento para dos... o sólo para uno?» Pero metiéndose en ambiente se dio tiempo con un *wait and see*.

Toni había dejado el todopoderoso todoterreno japonés en la tercera planta del estacionamiento. Dio marcha atrás. No reparó en un poste metálico de a metro, y chocó con tal estruendo que pareció que la chapa se hubiese hecho gigote.

Afortunadamente la aleta trasera era resistente, ¿cómo no?, y se abolló poco. Aunque lo suficiente para que por unos instantes cayera la careta del muchacho, y maldijera con voz ahogada, ojos inyectados de rabia y mueca abestiada.

Toni Prat, en cuanto comprobó los daños, se montó en el coche. Se había irritado, e hizo chirriar los neumáticos en las cerradas curvas descendentes. Incluso llegó a rozar el encintado. Pero al enfilar la A-23 ya había logrado recuperar la apariencia encalmada y el rictus de indiferencia que se supone lucen los *gentlemen*.

Salinas, señalando el volante, comentó:

—Debe de ser difícil conducir por la izquierda.

—No... Con el volante a la derecha, es fácil. Al principio, cuesta un poco encontrar el cambio de marchas. Lo andas buscando al otro lado..., pero te acostumbras pronto.

—¿Llevas mucho en Inglaterra?

—Dos años.

—¿Qué estudias?

—Ingeniería mecánica. —Y añadió—: En la politécnica de Brighton.

No dijo más.

Lic, que iba a su lado, trataba de hacerlo hablar

para romper el hielo. Toni se limitaba a responder, economizando palabras.

Salinas se fue a otra cosa:

—¿Es tuyo el coche?

—Sí.

—¿Estás contento?

—Mucho... Gasta poco. No tiene averías, y es fuerte como una mula.

Desde el asiento trasero Ana los observaba con ojos divertidos.

Anduvieron en silencio durante un buen trecho cruzando el siempre ondulado campo; ora boscoso, ora jaspeado por el violeta de los rododendros o los dorados de las hosterías de empinadas vertientes de color arcilla que repetían los reclamos: Brewer, King, Queen, Old, Horse o Tavern.

La A-23 pasa de ser autopista a convertirse en pequeña carretera, para transformarse más tarde en una autovía, y las mutaciones se hacen súbitas y peligrosas. Menos mal que no hay que pagar peaje.

Ya estaban muy cerca de Brighton. Toni rebasó la gasolinera BP y viró a la derecha. Pasó por un túnel angosto bajo la vía del ferrocarril de Londres y soltó:

—Aquí va a perder el tiempo, señor Salinas.

—Por favor, tutéame —repuso el abogado—. Llámame Licinio..., o mejor Lic, es más fácil.

—Vas a perder el tiempo —insistió con lentitud.

—¿Por qué?

—Porque la policía británica es muy... muy buena. Y francamente, no creo que tú puedas hacerlo mejor. —Se interrumpió para explicar—: El forense hizo una autopsia concienzuda. La cosa está clara.

Toni dejó a su derecha los prados verdicenicientos y los campos de golf, y se metió por la Dyke Road. Salinas objetó:

—A veces las cosas no son como parecen.

—Te mostraré una copia de las conclusiones del forense. —Dio una palmada al volante, y aseguró—: Es terminante. Ya lo verá... —Y se corrigió—: Ya lo verás.

Toni se metió en el jardincillo frontal del chalé rodando sin prisa por sobre el vado. Detuvo el coche junto al portón del garaje, y paró el motor.

La casa parecía de cuento. El tejado tenía color de chocolate claro, y los muros de chocolate oscuro y amargo. Las puertas vidrieras parecían caramelos acristalados enmarcados por azúcar.

Tan pronto como se bajaron del todoterreno, Lic se preguntó: «¿Le consulto ahora lo de Ana?»

El muchacho no dio oportunidad. Se metió en el zaguán. Se disparó una sirena sorda e inquietante que sólo se oía en el interior de la casa y Toni echó a correr. Introdujo en la ranura del dispositivo de seguridad una llave achaparrada y compacta. Media vuelta, y se apagó el quejido.

Regresó al vestíbulo y dijo:

—Ya podéis entrar. —Y agregó—: Mi madre hizo instalar una alarma muy sofisticada.

Tras del zaguán se abría un espacio que hacía de columna vertebral del chalé. Comunicaba con la escalera que llevaba a los dormitorios. Con el salón y el comedor. Con la cocina y con un pequeño pabellón anexo que usaba Toni de casa dentro de la casa.

El muchacho señaló hacia arriba. Y por primera vez sonrió con un aire pálidamente afectuoso. Abarcó con la mano a Lic y Ana, Ana y Lic. Y, dirigiéndose al abogado, dijo:

—*Help yourself.*

Toni se quedó abajo. Ellos subieron con el equipaje por los enmoquetados escalones y echaron un ojo. Decidieron en seguida.

Bajo los faldones del tejado había tres habitaciones abuhardilladas y dos cuartos de baño. Las ventanas eran de cristal emplomado. Y unas varillas de hierro las mantenían entornadas y fijas para evitar que el viento las hiciera batir.

Lic pensó: «¡Qué idea... para la masía de Peratallada...! Qué idea para la tramontana...»

Eligieron la de cama doble y ojo de buey. Abrieron las maletas y, poco después, bajaron.

En cuanto Salinas atravesó el vano de la puerta del salón, se detuvo para observar el cuadro que colgaba de la pared de obra vista de la chimenea. «Parece un Sorolla auténtico...», se dijo al ver el cuerpecito translúcido de aquel niño chapoteando en el agua de un mar espumoso y lleno de Levante.

Lo era.

TONI LES MOSTRÓ la cocina y ofreció:

—Si queréis comer algo...

Ana no tenía hambre. Inspeccionó la nevera con cara de «esto no me apetece y aquello tampoco». Tomó un yogur. Se fue a la sala de estar y se puso delante de la pantalla de televisión. Daban el tiempo y entendió, más por los esquemas que por la voz entrenada del presentador, que se iban a mantener entre claros y nubes. Luego el primer canal de la BBC, sin castigarla con publicidad, puso una cinta de Gary Cooper.

«Bien», se dijo ella, que seguía amando tiernamente al cowboy de los ojos de miel.

El joven Prat y Salinas se hicieron unas chuletas de buey de Escocia. Y patatas fritas, de esas que vienen ya preparadas.

Mientras se tostaba la carne, se bebieron una pinta de cerveza de la marca privada de una cadena agigantada de supermercados. Era lager, y no estaba nada mal, y salía más barata que la de los cerveceros de rancio linaje. ¿Llegarán los comerciantes a comerse a los fabricantes algún día? ¿Cómo se llamaría tal revolución?

Toni había estado preparando un examen en la mesa de la cocina. Libros de texto de ancho lomo y cuadernos de espiral andaban abiertos y diseminados por sobre la repulida superficie y Lic, tras mirarlos de reojo con repeluzno, se dijo: «Qué horror. Carros de integrales. Jeroglíficos de logaritmos... A quién se le puede ocurrir meterse a estudiar esas cosas. Es de masoquistas..., como mínimo. Yo nunca. Nunca hubiese entrado en una politécnica... Nunca.»

Tras de la mesa se abría una cristalera al jardín trasero. Toni arrugó la nariz y propuso:

—Vamos a dejar que corra el aire. No puedo sufrir el olor a frito.

Desbloqueó el tornillo del cierre y la corrió. En seguida entró fresco y aroma herboso de jardín añejo.

Apartaron los libros. Tomaron los platos y se sentaron frente a frente.

El muchacho, entre bocado y bocado, se lamentó:

—Me las van a catear todas... Todas.

Salinas lo miró pensando «pobre chaval», y no supo qué decir.

Toni prosiguió:

—Si no me expulsan...

—¿De la politécnica?

—No. Por ahí no veo problema. Han comprendido muy bien lo que me ha pasado y van a darme facilidades. No es eso...

Lic lo observaba con ojos interrogativos por encima de la jarra de cerveza.

Toni, bajando la voz, dijo:

—Peor... Mucho peor. Podrían expulsarme del país.

—¿Por qué?

—Mamá murió de sobredosis y estuvieron interrogándome... Y me preguntaron. Y me preguntaron... si andábamos metiendo droga en Inglaterra. Imagínate... Lo que han llegado a sospechar.

—¿En qué se basan?

—Somos extranjeros. Eso, lo primero. Y lo de la sobredosis de *speedball*...

El muchacho necesitaba hablar. Saltaba a la vista. Pero recelaba. Decía las cosas parpadeando, y sin el menor aplomo.

—¿Estás fichado por algo? —preguntó Lic.

—No. Por nada. Si estás pensando en la coca..., nunca la he esnifado en Inglaterra. La probé un par de veces en Barcelona, y punto. —Se observó las manos y añadió—: No la necesito ni para atreverme a acercarme a una chica. Ni para proponerle un polvo. Ni para ponerme cachondo. Ni para ponerla cachonda a ella. Ni para hacer que se corra como una mujer. —Y con amargura—: No como una gata en celo.

El muchacho hincó los ojazos en los ojillos vivos y brillantes de Salinas que lo miraban, sin saberlo, como se mira a un hijo que está entrampado.

Lic quería llevar la conversación a Eulalia y, tratando de no herirlo, preguntó:

—¿Solía venir a verte, tu madre?

—Sí.

—¿Qué hacía en Brighton?

—Jugaba al golf.

Dijo «golf» despectivamente.

—¿Juegas, tú?

—¡Qué va! —Negó con el dedo—. Ni soñarlo.

—¿Tienes algo en contra?

—Sí.

El abogado se lo quedó mirando con ojos de «¿qué tienes en contra?».

Toni explicó:

—En casa sólo se oía hablar de golf. Cuando no me apetecía jugar, tenía que tragarme los dieciocho hoyos del campeonato que tocara... Y en todas las comidas y todas las cenas que se hacían con amigos de mis padres... —y precisó con aire sarcástico—: que además eran siempre del club, se tenía que terminar hablando de lo mismo... Acabé hasta aquí —aseguró llevándose la mano a la coronilla y dándose golpecitos de hartazgo.

Salinas lo miraba con cara de «¿no estarás exagerando?». El muchacho se vio obligado a añadir:

—Y además el rollo de los *Lapas*. Empezaron siendo sólo la pareja que hacía equipo con mis padres, que en golf no es poco..., no creas —aclaró—. Y terminaron enquistándose en nuestras vidas. Todo lo teníamos que hacer juntos. Vivían al lado. Veraneaban detrás... Cada fin de semana en casa, o nosotros en la suya... Y encima las *Lapitas*..., el bodrio de sus hijas. ¡Qué muermo!

—¿No será el apellido... eso de *Lapas*? —preguntó Lic.

—No. Se llaman Chueca.

JUAN CHUECA ESTABA REUNIDO con los barones de su negocio de electrodomésticos.

El día anterior, el director financiero había presentado un plan de tesorería para hacer frente al osado proyecto de tomar vuelo que el empresario se empeñaba en acometer.

Chueca lo había tachado de medroso. En sus palabras: «Cómodo. Poco ambicioso y demasiado conservador.»

Ante aquello, el patrón de «Todocalidad» convocó una sesión extraordinaria del comité de dirección. Y quiso presidirla de principio a fin.

Tras cuatro horas de discusión, cifras y rencillas intestinas, los cuatro empleados de postín que se sentaban a la mesa de juntas tenían la misma objeción en la cabeza, pero no se atrevían a soltarla: «Si algo falla..., adiós empresa.»

Desde luego. Con sólo los medios ortodoxos el proyecto era como un salto mortal sin red. Pero Juan Chueca guardaba un as en la manga. La carta que iba a hacer brotar el chorro de dinero con que dar vida a sus sueños de promotor.

El aire de la sala de consejos se podía cortar. Habían fumado mucho, muchísimo, y tenían los ojos enrojecidos. Habían llegado a ese punto en que se empieza a dar vueltas en derredor de lo mismo.

Juan Chueca observó su propio retrato pintado al óleo con ínfulas de modernidad. Prendió el enésimo cortosinfiltro de Virginia. Acarició el carísimo mechero y se dijo: «Estos chicos son una buena pared de frontón.»

Cerró el comité con un:

—Vistos los pros y contras decido ir adelante.

Y todo el mundo dijo amén. Nadie sabía cómo, pero lo que se proponía acostumbraba cumplirse.

Mientras Chueca conducía el sedán, y dejaba atrás la oficina de Hospitalet, se puso a pensar en aquel cuerpo de mujer que lo había logrado obsesionar.

Al pensar en ella, le amaneció una mirada lúbrica. Incluso acarició el volante y la palanca de cambio con un aire más sensual.

Ya llegaba a su casa, en Vía Augusta, cuando se dijo: «Mañana. Mañana por la noche...»

Toni pensaba estudiar hasta tarde. Se preparó una buena tetera y se excusó:

—Seguiremos hablando... mañana.

Parecía como si quisiera darse tiempo para ver qué iba a decir y qué decidía callar.

Salinas se fue al salón y terminó de ver la película con Ana. La chica se había descalzado y apoyaba los talones sobre la mesilla baja.

Lic se dijo: «Tiene los pies un poco hinchados. Debe de estar cansada... Con el viaje...»

Tan pronto como Gary Cooper dio el último beso descafeinado a la bella de bucles de oro, y apareció el the end, subieron a la habitación.

Salinas se tendió vestido sobre la ancha, anchísima, cama y se dijo: «Estoy agotado. Sólo tengo ganas de dormir.»

Ana se encerró en el cuarto de baño y tardó lo suyo en salir.

Lic iba pensando lo que haría ella: «Detrás de la oreja Chanel 19. Unas gotitas de colirio en los ojos. Unos toques de sombra plateada en los párpados.» Se sonrió al imaginar el monte de Venus peinado en forma de corazón. «¿Qué se pondrá, allí?»

Empezó a notarse mejor. Y supuso:

«Aparecerá en tanga negro. Ese taparrabos me pone a cien...»

Por fin se oyó el clic de la manija de porcelana del cuarto de baño y el rumor del andar de Ana.

El abogado notaba ya la tibieza que precede al deseo. Cuando ella atravesó el umbral de la puerta del dormitorio, la tibieza era claramente libido.

Ana se acarició la melena y, poniendo mueca de compunción, dijo:

—Me acaba de bajar.

La chica señaló con la vista la cajita que llevaba entre las manos. Los támpax.

LOS ECOS MADRUGUEROS de las palabras de Toni despertaron a Salinas. El muchacho estaba hablando con el lechero, que solía cobrar los sábados las botellas que iba dejando a lo largo de la semana junto a la puerta de la casa.

La voz del inglés sonaba como una cantinela sorda. La del joven Prat, aunque pastosa, algo apresurada.

Lic salió del dormitorio casi de puntillas. No quería despertar a Ana, «ayer estaba de uñas..., claro, a punto de regla... Que si Laura... una arpía, que si la comida del avión... pura mierda, que si sólo un yogur para cenar.»

La contempló con dulzura. Cerró la puerta a cámara lenta y se metió en el cuarto de baño. Bajo el chorro de la ducha se repitió un par de veces: «A ver qué le saco a Toni.»

Cuando entró en la cocina, el muchacho estaba acodado sobre la mesa tratando de resolver no sé qué complicada ecuación.

Toni, sin dejar de garrapatear sobre la libreta, sugirió:

—¿Un té?

—Soy cafetero —repuso Lic sonriendo.

—Aquí el café es tan malo como el té en Barcelona. Pero... Si te empeñas... Mi madre también es... Era... —se corrigió.

El muchacho buscó en una alacena. Tomó el bote y al poco rato la cafetera se puso a bufar y gorgotear.

Salinas probó un sorbito de aquel líquido negruzco y achicharrante y no pudo reprimir un:

—¡Qué asco!

Toni tuvo unos raros instantes de regocijo en la mohína mirada, y sonrió:

—Te lo advertí...

Lic se pasó la mano por los labios. Dejó la tacita en el fondo del fregadero y se apuntó al té. Era bueno. Muy bueno. Sabía a cosa vegetal.

El hijo de Eulalia cerró el cuaderno. Apartó libros y calculadora, y dijo:

—No me concentro. No se me quedan las cosas. Anoche no avancé casi nada.

Salinas caló la mirada en las plantas que se veían por la cristalera. Había una banda de flores en la que menudeaban rosales. Y, luego, un pequeño césped que llegaba hasta el fondo. El ramaje de los árboles que orlaban el jardincillo vallado daba un aire umbrío.

Lic, mirando a Toni con afecto, dijo:

—Me gustaría ver los lugares que frecuentó tu madre.

El muchacho ensombreció el rostro súbitamente y con hablar trompicado dijo:

—Si te empeñas. —Bajó la vista. La clavó en la mesa y, tras hacer una pausa, propuso—: Puedo acompañarte en coche. Hoy es sábado y no hay clase... Y estoy harto ya de romperme los cascos intentando empollar.

—Bien —repuso Lic—. Me gustaría empezar por el campo de golf.

—Jugaba en varios.

—Iremos a todos.

—No están lejos. Hay media docena a menos de tres quilómetros a la redonda. Mi madre solía ir sólo a dos o tres.

Salinas tomó una zanahoria de la nevera. La lavó, y comenzó a comérsela cruda.

—Mi ración de vitaminas —aclaró.

Se sentó a la mesa, junto a Toni, y preguntó:

—¿Cuánto tardan en revelar un rollo de fotos?

—Poco. En Church Street te lo hacen en una hora por siete libras... Mi madre acostumbraba llevarlas allí. Si no tienes tanta prisa te cobran menos.

El abogado quería llevarse a los clubs las fotos que Ana había tomado en el Mas d'Or.

—¿Era aficionada a la fotografía, tu madre?

—Sí. El día que se marchaba de Inglaterra solía hacerme muchas fotos. En el jardín. Junto al mar. Junto a las *piers*. —Se refirió a los rancios malecones de madera de Brighton—. En los parques... —Y evocó—: Le hubiera gustado ser pintora. Era su verdadera pasión y no la bobada del golf, que le robó tantas horas a lo largo de la vida.

—¿Pintaba? —preguntó Salinas tras decirse: «Por aquí... Por aquí... Vamos directos a las inversiones en cuadros.»

—En serio, no. Mi abuelo era arquitecto y conocía a muchos pintores... Ella empezó varias veces a darle a los pinceles, pero nunca se metió a fondo. Más tarde, entre la casa y todos esos campeonatos ya no le quedaba tiempo.

El abogado lo observó reflexionando: «No ha

mentado aún a su padre. Como si no existiese... No habla de Arturo ni siquiera para criticarlo, ni como punto de referencia.»

El muchacho se acarició la barbilla y lamentó:

—La vida nos lleva adonde quiere.

Lic lo llevó de nuevo a lo suyo:

—¿Qué pintura le gustaba a tu madre?

—Sorolla. Por encima de todo, Sorolla. ¿Te has fijado en el del salón?

—Sí.

—En casa, en Barcelona, tenemos una docena de Sorollas.

—Eso debe de valer una fortuna, ¿no?

—Sí... Pero los coleccionaba por... —Titubeó buscando la palabra y con sonrisa tímida acabó por decir—: Por amor.

Lic, con el pensamiento, lo animaba a seguir: «Sigue... Sigue...»

Toni siguió:

—Por dinero compró otras cosas. —Bajó el tono—: Por dinero compró el Picasso.

—¿Dónde está?

—En casa. En el piso de la Vía Augusta... Mi madre mandó instalar allí tantas alarmas que resulta un coñazo entrar o salir.

No mencionó a su padre ni para hablar de los sistemas de seguridad.

Salinas recordó la dirección de la tarjeta de visita que le había dado Arturo Prat —un número de la Vía Augusta—, y se dijo: «Al mosquita muerta de Prat le ha llovido del cielo toda esa colección... Y sin necesidad de pasar por testamentos, ni notarios, ni registradores, ni abogados del Estado..., ni historias.»

AQUEL SÁBADO los Chueca madrugaron. Se jugaba en el Club del Mediterráneo el campeonato de golf de la Costa Este para juniors, y las dos chicas, que ya estaban en edad de merecer, iban a participar.

El empresario despidió a mujer e hijas en el rellano de mármol veteado.

—¡A ver si bajáis handicap! ¡A ver si ganáis alguna copa!

El campeonato se extendía a todo el fin de semana, dieciocho hoyos el sábado y otro tanto el domingo. Las mujeres de la familia pensaban pasar la noche en Calella.

En el último momento, Juan Chueca había decidido quedarse en Barcelona «para resolver un tema urgente e importante de la empresa». Desde la criada hasta la señora de la casa sabían que «Todocalidad» era cosa sagrada.

Chueca se encerró en el gabinete de paredes revestidas de nogal y empezó a repasar las cifras que había analizado el comité. Al releer las llamadas de prudencia del director financiero se dijo: «Si supieras con todo lo que contamos, te iba a dar un patatús.»

Miró de reojo la hora y dejó a un lado papeles y guarismos.

Ya faltaba poco para que llegara ella. Se acercó

al ventanal. Oteó la Vía Augusta y se puso a pasear en vaivén sobre la alfombra afgana de color vino parodiando lo que iba a proponer. Contestándose con voz fina e imaginando las respuestas previsibles.

Para los proyectos de Juan Chueca era importante contar con ella.

«Tengo que convencerla. Sí. No puedo arriesgarme a que me diga que nones», se repetía cada vez que imitaba una negativa ante alguno de sus argumentos.

«Es tanto lo que puede ganar... Y tan fácil para ella, cumplir con su cometido...», iba cavilando.

Chueca había insistido para que la sirvienta se tomara el día libre, «así podré trabajar a mis anchas», y salió del despachito para asegurarse de que la chica no anduviese por casa.

Regresó al gabinete, que daba al sur y empezaba a llenarse de sol. Se sentó a la mesa de cristal y no pudo evitar que se le abriera paso un pensamiento recurrente: «¿Por qué me lo hizo? ¿Por qué...? Es tan gordo... Y, ¡qué compromiso! ¿Quién podía llegar a imaginarlo? La situación me pone en un brete.»

Manoteó el aire con ademán subacuático, como queriendo alejar de sí algún influjo execrable. Prendió un cigarrillo y, jugando a tracista, se metió de nuevo en los papeles de la empresa.

Aún no había pasado un cuarto de hora cuando sonó el timbre de la puerta.

Era ella.

En cuanto Ana terminó de desayunar, Toni fue en busca de la llave de la alarma y se puso a cerrar puertas para cebar el sistema de seguridad.

Lic, tras repasar en silencio lo que se proponía hacer y los medios de que pensaba valerse, preguntó al muchacho:

—¿Tienes alguna buena foto de tu madre?

Toni asintió con la vista y dijo:

—Ven.

El hijo de Eulalia entró en su pabellón seguido por Salinas. Era una pieza amplia con grandes ventanales que daban al jardín. Las paredes estaban cubiertas de anaqueles de madera clara; la cama, que era de buen tamaño, arrimada al rincón más oscuro, y la mesa de trabajo sin un papel.

«Prefiere estudiar en la cocina», se dijo Lic.

Sobre la cabecera de la cama, Toni tenía una fotografía de su madre en marco de plata. Y al pie, una rosa.

Pareció como si fuera a tomar la enmarcada, pero no. Tiró de un cajoncillo y extrajo un sobre de papel manila. Del interior sacó media docena de fotos y eligió la primera. Eulalia llevaba una blusa de lino sin mangas.

Se la tendió y preguntó:

—¿Te vale?

—Sí —repuso Salinas contemplando el rostro endechado de aquella mujer.

Toni abrió el segundo cajón con un llavín y buscó algo bajo las carpetas.

Cogió un sobre alargado y ligeramente satinado de color ocre. Lo entregó a Salinas, y anunció:

—El testamento de mi madre.

—¿Es copia notarial?

—Sí. Ella quiso que yo la guardara.

—¿Cuándo te la dio?

—Hará un año. O más.

Lic leyó el documento con ojo de leguleyo, yendo al grano, y se dijo: «Según esta papela, todo para Toni... y su padre de albacea.»

El muchacho le dio también una nota del forense. En el documento se señalaba como causa de la muerte: *Sobredosis de una mezcla de drogas de signo contrario.*

Desde el vano de la puerta Ana los contemplaba en silencio. La chica se acercó a Toni y, tomándolo por el brazo, dijo:

—¿Nos vamos de paseo?

Esta vez fue ella quien ocupó el asiento delantero. Salinas había insistido con un:

—Verás mejor el panorama.

Toni eligió The Drive para descender de Hove al centro de Brighton; condujo al paso para que Ana y Lic pudiesen ver las masas de césped de parques en los que equipos de jugadores vestidos de punta en blanco, y de blanco, jugaban al cricket.

Estacionó el todoterreno en el parking de Churchill Square y salieron al mismo centro comercial. Comenzaron por confiar el rollo fotográfico a una pelirroja, pura greña, que iba pintada como una careta, y se pusieron a agotar la hora del revelado paseando por la zona de tiendas que se extiende hasta London Road.

Toni mostró a la chica los Marks & Spencer, Woolworth...

Enterado de la afición que Ana tenía por vasos, platos y loza la llevó a Habitat mientras Lic se llegaba a recoger las copias. Y allí la dejó.

Quedaron en encontrarse a las cinco frente al reloj de flores de Palmera Gardens.

Salinas había encargado dos juegos de fotos. Se las entregaron en sendos sobres de color azul marino y orla y corona doradas.

«¡Qué elegancia! —pensó—. Es el país de los contrastes.»

Las fotografías eran aceptables. Y los rostros de Laura, Santi y Tito Morón se distinguían con claridad.

Tan pronto como Lic volvió a reunirse con Toni, el abogado preguntó:

—¿Los conoces?

—Sí —repuso tras mirar las instantáneas afirmando con la cabeza.

—¿Qué opinión tienes de ellos?

Estaban descendiendo los peldaños que llevan desde el centro comercial al estacionamiento, y el muchacho aplazó sus juicios:

—Déjame sacar el coche... Iré dándote mis opiniones por el camino.

El vehículo avanzaba sin prisa por el paseo que corre junto al azulplata del Atlántico. Ráfagas de viento salobre llegaban cargadas de ozono. Parecía como si aquel aire se hubiese empapado de marisco.

Sin que Lic lo azuzara, Toni echó a hablar:

—Toda esa gente de las fotos tenía algo que ver con mi madre.

El hijo de Eulalia conducía mirando al frente y hablaba como si nadie lo escuchara.

—Mi madre era a la vez muchas cosas... y una sola.

El monólogo de Toni derivó hacia la muerta:

—Yo era su único punto de referencia sólido. Su anclaje con el mundo.

Usó la jerga que le resultaba más cómoda. La de los ingenieros.

A su izquierda quedaba el ancho paseo que limita con la playa por una abarrocada barandilla de hierro de tonos desvaídos y verdiazulados.

Dejaron atrás un malecón medio en ruinas —The West Pier—, que se adentra en el agua sosteniendo lo que queda de abichados caserones de cúpulas metálicas y enrobinadas. Toni Prat prosiguió:

—Ella fue quien nos salvó de la catástrofe... Ella supo vender telas de su familia cuando estuvimos a punto de arruinarnos. Ella supo asociarse con Santi y supo también invertir las ganancias.

«¿Estará al corriente de que su madre traficaba con droga?», se preguntó Lic.

El paseo se ensanchaba para albergar rectángulos de césped en los que pandillas de mozalbetes jugaban a pelota.

A la altura de la hierática estatua de la reina Victoria, torcieron a la derecha y se metieron en The Drive dejando atrás los blancos y señoriales palacetes que miran al océano.

El muchacho insistió en hablar de Eulalia:

—Fue ella quien me convenció para que estudiara en Inglaterra. —Y evocó con saudade—: «Con un título de la politécnica de Brighton, luego podrás entrar donde quieras», solía decirme.

Se hizo un largo silencio que Lic rompió para preguntar:

—¿Conocías sus problemas con la cocaína?

—Sí. —Afirmó contristado—. Ella había segmentado su vida, y se movía en distintos ambientes. Aquí entran los de las fotos...

Hileras de árboles orillaban la calzada. La grisura perlina del cielo se proyectaba sobre las ramas altas y las hojas bullentes parecían caer trapeando.

Toni echó el cuerpo hacia adelante, como si le costara ver la calle, y dijo:

—Tito y Laura eran para mi madre compañeros de coca. Pero Santi era otra cosa.

CHUECA ACOGIÓ a Laura Jover con melindre.

Ella lo conocía de antiguo, pero no acertaba a comprender el alcance de la cita y sobre todo el misterio con que él había querido rodearla.

La condujo al gabinete, y ella avanzó con andar nervioso por el parqué de aquel piso de pocos pasillos y muchas puertas correderas.

En cuanto Laura se sentó sin apoyarse en el respaldo del sillón, el hombre se dejó caer en la mecedora.

La chica llevaba un vestido holgado, todo lunares, y le ahincó la mirada pensando «apesta a *aftershave* o a *afteralgo*»...

Juan Chueca, uniendo las puntas de los dedos de ambas manos, empezó a declamar:

—Después de lo de Eulalia no sé cómo empezar.

—Ha sido espantoso. Espantoso —repitió Laura con gesto trinchado, y pensó: «¿Le digo o no le digo que un abogado me estuvo haciendo preguntas sobre ella en el Mas d'Or?»

Decidió no hacerlo.

Chueca se puso a remecerse y dijo:

—Era mujer que sabía lo que quería. Y amiga de sus amigos.

—Desde luego —afirmó Laura preguntándose: «¿Qué tienes en la cabeza?»

El hombre lamentó:

—Los cuernos matan... Hasta las mujeres más enteras... y más independientes. —La miró con ojos de compinche—. Ya sabes a lo que me refiero, ¿verdad?

Ella no dijo ni sí ni no, pero le tembló la boca. Chueca continuó:

—Eulalia se había encaprichado de ese Santi. Y, aunque ella dijera que lo comprendía, no pudo soportar que se le escapara con jovenzuelas en cuanto se daba la vuelta... Eso la desequilibró... y la hizo pasarse de dosis.

Laura permanecía en silencio, con labios desdibujados. «No me da la gana hablar de eso.»

Juan Chueca aseguró con melosidad:

—Eulalia me había dicho que confiaba en ti... absolutamente.

—Y yo en ella. —Sin saber qué más decir, añadió—: Éramos amigas.

—Tú sabes que ella y yo...

Laura conocía bien a su amiga y estaba al corriente de que Chueca era agua pasada, y muy pasada.

Lo miró con aire despectivo, y lo cortó:

—Juan, me gustaría que me dijeras para qué me has citado en tu casa y en sábado por la mañana.

Él dejó de mecerse y dijo:

—Eulalia me había confiado algunas cosas sobre ti.

—¿Sí?

—Ella te suministraba la coca, ¿verdad?

—¿Qué importa eso?

—Importa... Importa. —Prendió un pitillo. Lo

aprisionó entre los dedazos y explicó—: Ella te la suministraba. Y hacías llegar una parte a dos o tres amigos... y te guardabas tus dosis, ¿verdad?

Laura se dijo: «No a dos o tres, sino a diez o doce.» Y permaneció callada por unos instantes con la frente apoyada en la palma de la mano.

Chueca insistió:

—¿Verdad?

—¿Qué importa eso? —volvió a exclamar ella.

—Mira, Laura, Eulalia ya no está y debemos enfrentarnos al problema de aprovisionarnos... —El hombre puso ojos astutos—. He tenido una idea que puede dar resultado.

La mirada de Laura sufrió una mutación, pasando del malhumor contenido a la curiosidad.

Él la captó, y dijo:

—Sé que no pagabas la coca... porque te la ganabas. —Hizo un guiño y ofreció—: Si te unes a nosotros no sólo la tendrás gratis, sino que además ganarás dinero, y mucho...

Chueca sabía que el afamado negocio de los Jover andaba de mal en peor, aunque todavía no fuera del dominio público. Y sabía también que si se calculara en dinero el consumo de coca de Laura, la cifra ascendería a una buena renta.

—¿Quiénes sois vosotros? —quiso saber la chica.

—Gente que no acepta la ley seca. Ni para el whisky, ni para los cigarrillos. —Inhaló con fruición el humo de tabaco americano—. Ni para la coca... Gente que no quiere admitir en su círculo a mafiosos ni chusmeros.

Laura Jover pensó: «Ese rollo está más visto que el tebeo.» No se conformó con aquellas vaguedades e inquirió:

—¿De dónde vendrá el polvo?

—¿Se lo preguntabas a Eulalia?

—No. A ella no, pero tú no eres Eulalia.

—Muy bien. Muy bien... Me gusta la franqueza. —Se pasó la mano por la cara cuadrada y explicó—: Entre nosotros hay quien anda metido en importación de materias primas. *Commodities* —pronunció en un inglés macarrónico—. Y la cocaína y la coca en pasta se están convirtiendo en estrellas de ese sector —afirmó con cinismo.

Laura, que era de carácter quebradizo, se puso a cavilar hecha un mar de dudas. Juan Chueca volvió a la carga:

—¿De dónde crees que ha salido el dinero de Eulalia...? ¿Tienes idea de todo lo que ha ido ganando? ¿Crees que ese Santi vende tantas casas? —La señaló con el dedo—. Echa cuentas... ¡Hala! Echa cuentas y verás que casi todo lo que se ha comprado viene de la coca.

El hombre se levantó. Se dijo: «Ya está en el bote.» Se acercó a la ventana. Y, de espaldas, murmuró:

—No lo sabrá nadie... que tú no quieras que lo sepa.

La chica aflojó el gesto y espetó:

—¿Será tan buena como la última?

La pregunta hizo que Juan Chueca se crispara y tardara en contestar. Por fin, repuso con voz sorda:

—Claro.

Y pensó: «Hasta ella se ha dado cuenta.»

Laura quiso asegurarse:

—¿Tienes muestras?

Chueca abrió un cajoncillo del chiffonnier. Tomó

un frasco pequeño, una cucharilla coquera y una bandejita, y se los tendió.

Ella palpó con calma el polvillo blanco. Lo deshizo con los dedos. E, ignorando los adminículos, lo aspiró directamente de la yema del pulgar.

—No es tan buena —sentenció.

El hombre, con sonrisa apretada, argumentó:

—Ya sabes. En una cosa tan delicada se dan altibajos. No estamos hablando de enchufes o de bombillas.

Laura pensó: «No me enrolles», e indagó:

—¿Seguiré teniendo nieve pura...? —Y aclaró—: Quiero decir como hacíamos con Eulalia. Sólo para mí. Sin que nadie se entere.

—¿Coca pura? —preguntó Chueca con voz campanuda.

Y se dijo: «Otra estupidez de Eulalia.»

—Sí. Al cien por cien.

—Lo intentaré.

Laura volvió a tomar un poco de polvo del frasquito y lo aspiró con aire de entendida, para poner mueca de rechazo y objetar:

—No tiene ni punto de comparación con la que me pasaba Eulalia últimamente.

Chueca pensó: «Con la excusa del control de calidad, la tía va esnifando de balde.» Hundió las manos en los bolsillos del pantalón y, engolando el tono, propuso:

—Te ofrezco el puesto de Eulalia. —Y agregó—: ¿Sabes lo que eso representa?

—¿Puedes ofrecérmelo?

—Sí. —Adelantó la frente panzona para puntualizar—: Mis amigos y yo creemos que eres la persona idónea para llegar a la clientela de Eulalia...

De hecho conoces a la mayoría de esa gente. Sois del mismo ambiente.

—¿Tengo que contestarte ahora mismo?

—No. Claro que no. Una decisión de esta envergadura hay que meditarla. —Con mueca jactanciosa, agregó—: Pero no tardes demasiado en darme una respuesta... Y afirmativa, ¿eh?

Las últimas palabras, pronunciadas con cortesía apomazada que trataba de ocultar una chispa de acechanza, despertaron en ella el resorte del miedo. Del miedo animal. Se le achicaron las pupilas, y soltó:

—Bueno. —La entonación no dejaba lugar a dudas, era la de un adiós—. Ya te diré algo.

Laura Jover anduvo a buen paso hasta dejar la acera de la casa de Chueca. La chica tenía en la cabeza un pensamiento que la obsesionaba: «Ahora comprendo a Arturo... A Eulalia la debieron de matar. Y me pasará lo mismo si me niego a hacer de camello.»

TONI PRAT CONDUCÍA el todoterreno plomo y fucsia con gesto apesadumbrado, sin tratar de disimular el aura amarga.

El muchacho, tras meditar lo que iba a decir, explicó:

—Santi hizo mucho por mi madre. Le dio un medio de vida y tranquilidad. Cada vez que iban a pasar unos días al Fluvià volvía rejuvenecida. —Y agregó—: Según ella, Santi no sabía que continuara con la coca. Mi madre me dijo hace poco: «Él cree que la he dejado desde principios de año.»

—¿Tenéis una casa junto al río Fluvià? —preguntó Salinas.

—Es de Santi.

—¿La conoces?

—No... Creo que es una masía enorme. Mi madre me dijo que el verano pasado estaban de obras.

—Ya —exclamó Salinas recordando la eternidad que pasó en la suya conviviendo con albañiles, carpinteros y electricistas. «No acababan ni a la de tres.»

Toni volvió a Eulalia:

—Soy el único que llegó a conocerla —afirmó con convicción—. Los demás sólo veían la faceta que mi madre quería mostrarles.

En cada cruce el muchacho se interrumpía para

cumplir estrictamente con las preferencias. «Si fuera británico, no las tomaría tan en serio. Pero...»

Tras salvar el complicado nudo del norte de Hove, el muchacho enfiló la carretera del Devil's Dyke y volvió a tomar el hilo:

—Por ejemplo, financiar a Tito Morón. Eso representaba restaurar la imagen de los Prat en el ambiente del golf, y además desaparecer de Barcelona para acompañarlo a los campeonatos. —Vaciló y añadió—: Tito es gato viejo en cosas de la coca... Fue el que la metió en lo del *speedball*... Que si el efecto es más fuerte y dura más si mezclas heroína con coca..., que si la bajada es mejor y no hay depre..., que si no te pone nervioso..., que si no da insomnio.

—Vaya con Tito.

El joven Prat se tapó la boca con la mano, pero no dijo nada.

—Tu madre... ¿había dado traspiés con la cocaína...?, antes de... —indagó el abogado.

—Nunca —repuso negando con la cabeza.

Se desviaron por una carretera muy estrecha, en la que apenas cabían dos coches, y avanzaron cruzando prados.

Toni siguió hablando de Eulalia y en la voz no sé si dominaba la emoción, si lo encomiástico:

—Nadie tenía una perspectiva completa de ella. Tito conocía su curiosidad por la droga y por llegar a experimentar nuevas sensaciones. Santi, sus cuentas y su trabajo. Laura, sus cócteles con gente bien. Pero ella estuvo por encima de todo y de todos... Hasta el final.

Salinas puso los ojos en el campo agrisado y, como hablando para sí mismo, dijo:

—¿Qué le sucedió a tu madre?

El hijo de Eulalia frunció el ceño. Aprisionó el volante con rabia y no contestó.

—¿Pudo llegar al suicidio? —aventuró el abogado.

Toni aminoró la marcha del coche y acabó por admitir:

—Es una hipótesis.

—¿Por qué no analizarla? —propuso Lic.

El muchacho afirmó con la cabeza.

—¿Por qué podría haber llegado al suicidio? —preguntó Salinas.

—Por falta de ganas de vivir —dijo con seguridad, como si resultara evidente.

—Pero..., ¿y Santi? ¿Y tú?

—Terminaremos por aceptar su muerte.

—¿Y tu padre? —soltó Lic tras pensar: «Si no se lo pregunto, ni lo nombra.»

—Mi padre nunca ha querido enterarse de nada.

—¿Sabía lo de la droga?

—Mi padre es muy... muy inteligente. A veces sospecho que...

—¿Sí?

—Que con su aire de indiferencia...

—¿Sí?

—Nada... No tiene importancia.

LAURA JOVER SE MONTÓ en el pequeño roadster que había estacionado a la sombra de los plátanos de una de esas callecitas recoletas que dan a la Vía Augusta. Lo puso en marcha y corrió un auténtico rally por el trazado sinuoso que une, o separa, Sarriá de Valldoreix.

Mientras ascendía con el coche descapotado por las pronunciadas rampas, echó la vista atrás un par de veces «por si me siguen», y no paró de mirar el espejo retrovisor hasta adentrarse por el camino del Mas d'Or.

Pasó con rostro rígido ante el recepcionista y, casi sin saludar, se metió en el vestuario para cambiar los lunares por un Lacoste.

Al regresar al espacio de anchos ventanales y envigado de madera que unía vestíbulo con bar, Laura vio a Tito Morón.

Era fácil distinguirlo. Vestía pantalón de color asalmonado y fosforescente y niqui crudo. Estaba tomándose un café, acodado sobre la barra, y andaba comentando con otro profesional:

—Han puesto las banderas de mala idea. Los del campeonato se van a volver locos con las caídas.

—Así se pone más difícil el campo y sufren un poco... Les encanta pasarlo mal.

La chica se notaba la boca seca desde hacía rato. Se acercó a Tito y dijo:

—Me apetece tomar algo. Tengo una sed...

Morón sonrió mostrando los dientes, que eran blancos y aguzados, y sugirió que se sentaran en un rincón del bar que daba al campo y quedaba resguardado de miradas.

Tras lamentarse de la mucha gente que acudía en sábado, Tito usó su verba más persuasiva:

—¿Hacemos unos hoyos después de comer?

—No sé —contestó Laura con hablar temblón.

—Te veo preocupada... —dijo adelantando el tronco huesudo y fibroso.

—No. No es nada.

—¿Vas a jugar el Triangular?

—Sí. —Y se corrigió—: No sé... Iba a jugarlo con Eulalia.

—Si no acabas de coger el *grip*..., tengo un rato libre mañana a primera hora —dijo, y sacó su libretita para comprobar el horario de clases—. Aquí está. Si quieres, te la reservo.

—Bueno —accedió Laura mirando hacia un punto indefinido en el confín de los hoyos. Y con voz recalmada le preguntó—: ¿Qué te ocurrió ayer?

—No me encontraba bien. No sé..., quizás algo me sentó mal.

—No creo que fuera tan grave.

Era difícil disimular el tostado de la cara y la vitalidad de los ojos pardos de Tito.

La chica insistió:

—¿Qué te pasó, de verdad?

—Ya te lo he dicho —repuso poniendo una sonrisa fija.

—No querías contestar a las preguntas del abogado, ¿verdad?

—Te equivocas —afirmó esforzándose en mantener la mueca.

—¿Qué le pasó a Eulalia...? Estabas allí cuando murió, ¿no?

—Ya te lo expliqué. Jugué el *open* en Hastings. Terminé el domingo y tomé el avión el lunes por la mañana... Lo de Eulalia ocurrió por la noche. —Y recalcó—: Nos despedimos después del reparto de premios, y se la veía bien.

Laura echó mano del inhalador, y aspiró cerrando los ojos. Tito preguntó:

—¿Te queda mucha?

—Poca —respondió sin mirarlo.

—Si te falta, dímelo. —Los ojos del golfista ganaron brillo—. Tengo de la buena... *Lady* pura a precio de amigo.

Laura no contestó, pero se dijo: «¿Le contaría Eulalia que me pasaba polvo del puro?»

TONI CONDUJO comiéndose las lágrimas y las palabras hasta el Hill and Hove Course. Aparcó entre dos limusinas de marca exaltante y británica sobre una hierba tupida que parecía una de esas moquetas que imitan el verdegolf. Tiró de la llave del contacto y sin moverse del asiento, dijo:

—Yo fui el único amigo que tuvo Eulalia Prat.

Así llamó a su madre, y el «Eulalia Prat» sonó como si hubiese dicho Emma Bovary.

Salinas respetó el soliloquio del muchacho, y trató de no perderse una coma de lo que continuó explicando:

—Venía a mi casa. —Llamó por primera vez «mi casa» al chalé de Brighton—. Entraba y salía con quien se le antojaba. Esnifaba. Se pinchaba. Bebía. Fumaba. Dormía hasta las tantas... Y luego me perseguía con sus consejos: «Estudia. Aprende el inglés que hablan los ingleses. Sácate el diploma de la politécnica. No te enredes con ninguna chica, y menos..., mucho menos con mujeres.» Y yo la escuchaba. Y la entendía, y respiraba sus palabras.

El abogado Salinas soltó una pregunta que le repugnaba hacer:

—¿Hasta dónde estaba metida tu madre en el... —dudó—, asunto de las drogas?

—¿Qué quieres decir?

—Por favor, Toni. No te enfades. Pero..., necesito que me respondas a...

—Dime.

La voz del muchacho sonó a franca.

—¿Andaba metida en lo del tráfico de coca?

El chico se venció hacia el volante y musitó:

—Como todos los de su cuerda.

—No. Toni. No... Quiero decir si ella distribuía a mucha gente por cuenta de los grandes del narcotráfico.

—¡Estás loco! —protestó, para añadir—: No tienes ni idea. Ni idea. Mi madre era una Prat, no una cualquiera.

El muchacho interrumpió la conversación, y saltó al suelo húmedo y esponjoso. Salinas se apeó también. Toni Prat se encaró con el abogado:

—No eres más que un mercenario. Estás tratando de ganarte la vida a costa nuestra, ¿verdad?

Salinas no supo qué responder y anduvo cabizbajo hasta el vestíbulo del club.

En tiempos, aquel golf había estado en candelero. Aún le quedaba algo de ese calor que tienen las casas de madera, pero cien años son muchos años. La parte frontal acusaba el andar del tiempo y desde fuera parecía la antesala de unos barracones.

Sin embargo, los hoyos se mantenían bien y las calles eran un prado continuo.

El secretario, que estaba sentado a su mesa de trabajo en un despachito junto al zaguán, los acogió con sonrisa abierta. Suponía que iban a por *green fees* para jugar un partido, pero se puso en guardia en cuanto el abogado se presentó como tal. Le habló de la muerta y empezó a enseñarle las fotografías.

El cambio en el estado de ánimo del inglés hizo que Toni se dijera con preocupación: «En cuanto salgamos de aquí, ése va a llamar a la Policía. Y ya tienen la mosca en la oreja...»

El hombre, que era pulcro y entrecano, reconoció sólo a Eulalia. Primero en la foto y luego en el reportaje de la revista sobre el Trofeo Platerías Jover. Aunque Lic hizo varias preguntas, no logró sacar nada en limpio.

Toni no había visto todavía la página de papel cuché, y observó con inquietud la instantánea de la entrega del premio.

El secretario sugirió:

—Quizá mistress Rayland pueda darles más información. —Y señaló hacia adentro—. Lleva el bar.

Detrás de la puerta que separaba el vestíbulo del resto, se abría un salón con una estufa de hierro en el centro y paredes llenas de caricaturas de socios.

Era entrar en otro mundo. Grupos bulliciosos andaban de francachela formando corros. Jugadores de naipes envidaban arrellanados en sillones de mimbre con anchos almohadones y la pobre mistress Rayland iba de un lado a otro sirviendo y recogiendo tazas y vasos sin dar abasto.

La mujer los acogió con un:

—Voy en seguida.

Era caderona y de brazos robustos. Tan pronto como se desembarazó de la bandeja, se acercó para decir:

—¿Qué desean tomar?

Lic explicó con su mejor inglés, aprendido —y bien aprendido— en los años de Harvard, que acababan de hablar con el secretario y qué les llevaba por el club.

Mistress Rayland era lectora empedernida de la prensa local. Desde los anuncios hasta las esquelas, y recordaba haber leído la noticia.

Con voz opaca aseguró:

—Nunca hubiese supuesto que se trataba de aquella señora tan agradable... y elegante. —Señaló con el dedo la guapura de la Eulalia de la fotografía y agregó—: Estuvo por aquí un par de veces en las últimas semanas..., creo recordar. Si hubiese venido la foto en el periódico, la hubiese reconocido... Pero sólo por el nombre... Usted ya comprende que...

Desde una mesa llamaron a la buena mujer. Ella hizo salir a la chica de la cocina para que se encargara del servicio mientras trataba de ayudarlos. Además, la cosa tenía su intriga.

—¿Jugaba sola o acompañada? —preguntó Salinas.

Mistress Rayland entrecerró los ojos tratando de recordar y dijo:

—Se sentó allí. —Indicó un rincón, junto a la puertaventana—. Creo que la vi llegar sola..., con unos pantalones muy bien cortados. En eso sí que me fijé. Eran de color caqui.

—¿La vio hablar con alguien?

—Supongo que hablaría con el *caddymaster*... —Y añadió—: Hablaba un inglés muy bueno.

Nada. La encargada del bar no logró añadir ni una chispa de información. El *caddymaster* tampoco.

Toni Prat condujo hacia el segundo campo con mirada torva y gesto crispado. Al principio optó por callar, pero la proximidad al *pitch-putt,* que esta vez era público, hizo que el muchacho empezara a lamentarse:

—Mi padre se pasó la vida sin ocuparse de ella y, ahora que está muerta, va y te manda para que hagas esta absurda investigación..., y sólo vas a conseguir que me expulsen del país. En Inglaterra no quieren extranjeros que les traigan problemas... Les basta y les sobra con los suyos.

Salinas prendió un cigarro protegiendo la llama con el cuenco de la mano, y con tono cortante repuso:

—Si no tienes que ver con ningún lío... —Inhaló el humo sin prisa—. Si no ocultas o disimulas nada... Si no estás metido en el narcotráfico... —Y precisó—: Hay muchas maneras de andar metido.

El muchacho era todo oídos.

Lic continuó:

—Si no tienes ningún esqueleto en el armario... —tradujo literalmente la expresión inglesa *skeleton in the closet*—, puedes estar tranquilo.

—¿Quién te crees que eres...?

Lic no dijo nada. Dio una chupada al veguero y pensó: «Voy a advertir a Rebollo para que hable con la NIU.»

El hombre que cobraba los recorridos en el *pitch-putt* era tripón y hocicudo. Observó con desconfianza las fotografías y dijo que no. Aquél fue un no genérico. Un «no me interesa ni siquiera hablar con vosotros».

Salinas le preguntó varias cosas, pero el encargado de los hoyos públicos se hizo el longui.

Al regresar al todoterreno, Toni Prat dijo:

—Seguro que jugó en ese campo. Queda muy cerca de casa y a mi madre le gustaba. Está al lado de la playa. —Señaló la hilera de tejadillos de las casetas de baño que sobresalían por encima del muro de cerramiento—. Le gustaba el olor a mar.

Toni habló con aire más relajado. Antes de montarse otra vez en el coche dijo:

—Vamos al Seven Crowns.

Salinas pensó: «Cuidado.» El número siete era el de su mala suerte, y el abogado lo tomaba con cautela.

Salieron de Brighton en dirección a Newhaven. Las ondulaciones del campo llegaban hasta el mismo mar, y la costa se hacía ora acantilados de piedra clara, ora playa de guijarros.

Toni Prat fue conduciendo con expresión dubitativa, como si no se atreviese a revelar algo. Salinas se dio cuenta, pero se dijo: «La cosa va por buen camino... Ya madurará... ya... Mejor será no insistir, por el momento.»

El Seven Crowns tenía una casaclub de dos plantas. Abajo, tienda de palos y bolas y el *caddymaster*. Arriba, el obligado despachito, un par de salones, el bar y un billar de muchas bolas de todos los colores.

El billar era realmente grande. Enorme. Y estaba en un ángulo desde el que se dominaba el herbazal, que llegaba hasta el asfalto de la carretera, y el Atlántico.

Esta vez el secretario dijo que no solía reparar en los jugadores ocasionales. El hombre, que tenía hablar afectado, cara de luna y ojos de un azul intenso, los invitó a tomar una cerveza en la barra y se excusó por no acompañarlos con un «estoy a régimen».

En cuanto el camarero accionó una palanca de loza color marfil y les llenó las jarras, el secretario se fue a hablar con Bob Ryman y volvió a los diez minutos para anunciarles que Bob los esperaba en la tienda. «También se ocupa de vender bolas y todas esas cosas.»

Al referirse a Ryman dijo «el profesional», y Lic pensó: «En el Mas d'Or hay la tira de profesionales dando clase... En este club sólo uno y encima lleva la tienda de chismes de golf... Debe de forrarse.»

Y vuelta a empezar con Bob. El disco rayado con el resumen benigno de la historia. Las fotos. La página de papel cuché de la revista y el «si fuese usted tan amable de...».

Bob Ryman echó una ojeada a las fotografías. Levantó la vista. Se quedó mirando primero al muchacho y luego a Lic. Volvió a mirar a Eulalia. Tomó el reportaje del Trofeo Platerías Jover. Señaló la cara de Chueca y preguntó:

—¿Quién es ése?

—¿Lo conoce? —dijo Lic.

—Sí.

—¿Cuándo lo vio por última vez?

—Hace poco.

—¿Puede precisar más?

—Creo que sí.

—Por favor... —insistió Salinas.

El profesional era un galés de cabello bermejo y nariz bulbosa, y hundió las manos en los fondos de los bolsillos de los pantalones de grandes cuadros para repetir la pregunta inicial:

—¿Quién es ése?

Toni repuso con un lacónico:

—Se llama Juan Chueca.

—¿Es amigo suyo? —quiso saber Bob.

—No —negó el muchacho con seguridad.

Bob Ryman hizo mueca de «menos mal», y explicó:

—Ése estuvo aquí mismo con la señora. —Puso el dedo en la foto de Eulalia—. Y discutieron. Él se empeñó en regalarle una madera tres, pero ella se negaba. Al final la compró. Una McGregor... Y buena.

Toni Prat lo miró con una turbación que no trató de disimular.

—¿Puede decirnos el día? —preguntó Lic.

El hombre afirmó con los ojos y buscó entre unas pequeñas fichas para informar:

—Aquí está anotado. La venta se hizo el lunes.

—¿El lunes pasado?

—Sí.

«El día en que murió Eulalia», pensó Salinas.

TONI PRAT ERA BISOÑO aún en mañas y argucias de disimulo, y acusaba en el rostro el impacto de las palabras de Bob Ryman.

Mientras regresaban, Salinas le preguntó:

—¿Sabías que Chueca andaba por Inglaterra?

—No.

—¿Qué estaría haciendo?

El hijo de Eulalia no contestó directamente:

—Chueca y mi madre tenían una cosa en común..., la cocaína.

—¿Y la mujer de Chueca?

—Cora Chueca ha tenido siempre problemas. Está obsesionada con ponerse a la altura de todo el dinero que ha ido ganando el marido. —Con aire abatido recordó—: Mi madre decía que andaba imitándola en todo. Se oscurecía el cabello. Se dejaba melena. Se peinaba hacia atrás. En cuanto me metieron en el internado de Irlanda, se dedicó a comerle el coco al marido hasta conseguir que sus hijas fueran allí también. Menos mal que no era mixto... Si no, me las encasquetan. —Toni carraspeó y prosiguió—: Y luego se pasó cantidad con la coca. Tuvo una época de insomnio y de histeria... No había quien la aguantara. —Se corrigió—: Bueno, la aguantábamos nosotros... Se pasaba la vida en casa y, encima, en vacaciones se traía a las niñas.

—¿También...?

—No..., no. —Elevó el índice para decir—: Esas chicas han sido educadas de otra manera... Colegios de la vieja escuela y deporte en sesión continua. —Sacudió la cabeza y añadió—: Tengo que reconocer que los Chueca han mantenido a... —iba a decir las *Lapitas*— a sus hijas alejadas de la droga...

Dejaron atrás una zona pantanosa que verdeaba desde los acantilados hasta el mar. Toni siguió hablando. Necesitaba aliviar la tensión:

—A mí me educaron también en escuelas duras. Mi madre estaba enamorada de los métodos británicos y acostumbraba decirme que en los mejores colegios se pasaba un frío horrible y aún se daban palos. Un buen día, antes de venirme a estudiar a Brighton, me explicó las cosas que más o menos ya intuía. —El muchacho fue recordando frases de Eulalia—: «Empecé con las anfetas y... ahora ya no puedo vivir sin la coca.» «Tu padre cree que la he dejado, pero no es verdad.» «Santi también lo cree.» «No me juzgues.» «He aguantado en casa gracias a la droga.» «No empieces, luego no podrás desengancharte.»

Ya pasaban junto a las hileras de tumbonas de bandas azules y blancas de la playa de Brighton, cuando Toni empezó a sincerarse:

—Hay algo que...

El abogado pensó: «A ver si te decides de una vez...»

—Hay algo que no he dicho a nadie. Ni a la Policía. Ni a mi padre... —El muchacho bajó el tono de voz—. Cuando llegué a casa y me la encontré muerta..., con aquella jeringuilla por el suelo... No sabía qué hacer.

Lic lo miraba de refilón. A Toni se le helaron las palabras y tardó un par de minutos en proseguir.

—La primera cosa que me vino a la cabeza fue el doble fondo de la bolsa de golf —confesó el chico—. Se la había regalado Chueca... Como me temía, encontré las bolsitas allí... con la droga.

Volvió a quedarse callado. Parecía que algo le estuviese frenando.

Casi a la altura de las obras de restauración del flanco oeste del Grand Hotel, mole blanca e historiada por la bomba del IRA, arrancó de nuevo:

—Las rasgué, y fui tirando el polvo al wáter. ¡No quería que la Policía me acusara de pasar droga...! No soy un camello..., ni mi madre tampoco lo era —afirmó adelantando el mentón.

Salinas dijo:

—La noche del lunes la pasaste fuera, ¿verdad?

—Sí... Estudiando en casa de un amigo. —Concretó—: De Albert Chorley.

—¿En Brighton?

—En Hove. Se lo dije a la Policía... y lo fueron a comprobar.

—¿Te preguntaron si tu madre guardaba droga en casa?

—Sí —musitó crispado.

—¿Examinaron la bolsa de golf?

—Sí.

—¿Se la llevaron?

—No. No encontraron nada. Quité la tapa del

doble fondo. Cuando llegaron, la bolsa parecía normal.

—¿Dónde guardaste la tapa?

—La tiré a la basura. Cerré la bolsa y la eché al cubo de caucho del jardín. Recogen basura una vez a la semana.

—¿Qué día?

—Los martes... Se la llevaron el mismo día...

«Un problema menos», se dijo Lic.

Eran cerca de las tres y Salinas propuso:

—¿Comemos algo?

—Como quieras.

—¿Conoces algún restaurante de esos que hacen carne a la parrilla? —preguntó el abogado, que temía a la cocina británica.

—Sí. —Y añadió con desgana—: En Preston Street hay varias *steak houses*... Están abiertas de mediodía a medianoche.

Estacionaron el todoterreno en las catacumbas del centro comercial de Churchill Square y se fueron a comer.

La parrilla del Tudor se veía desde la acera. Los bistecs de carne roja se tostaban sobre carbón vegetal y un cocinero de alto gorro y mandil iba dándoles más o menos fuego según rezaban las notas que pasaba un camarero de piel aceitunada y nariz corva.

El restaurante tenía lámparas con enagüillas y manteles crudos, y estaba medio vacío a aquellas horas.

Se sentaron en el rincón del fondo. Pidieron *teebones* de buey —el de Lic poco hecho, «sólo zas y zas», el de Toni al punto—, y les sirvieron tajos de por lo menos una libra.

El muchacho puso cara de «no voy a poder ni con la mitad». Salinas lo animó con un:

—Anda, come antes de que se te enfríe.

Y lo dijo como una madre.

Mientras masticaba la carne con buen diente, el abogado pensaba: «Lástima que sea sábado... Rebollo se habrá ido con su mujer al pueblo, y allí no tiene teléfono... Qué bocado más bueno. Éste es el buey que a mí me gusta, con sabor a buey... Tengo que decirle a Rebollo que Chueca estuvo por aquí el lunes y que ese pájaro regaló a Eulalia una bolsa de golf, y coquera... Vaya elemento el tal Chueca. Vaya...»

Lic atacó la te de hueso con el cuchillo de sierra hasta dejarla casi pelada. Toni Prat fue masticando sin nada de hambre.

El abogado se dio cuenta de que el muchacho miró de soslayo la tarta de frambuesas que el camarero llevaba a un señor de ojos abombados.

Sin consultar a Toni pidió un café. Y tarta para su compañero de mesa. El hijo de Eulalia lo miró con gesto blando y pupilas dilatadas, y en cuanto le trajeron el pastelillo se lo comió sin dejar en el plato ni un pellizco.

Aunque Toni Prat quiso pagar la comida, Lic no lo permitió. Tan pronto como les devolvieron el cambio, se fueron paseando hacia Palmera Gardens y, queriendo apartarlo un poco del asunto, el abogado preguntó:

—¿Tienes muchos amigos en Brighton?

—Compañeros de clase.

—¿Amigas?

—Amiga.

—¿Inglesa?

—Sí.

—¿Estudia?

—Sí. Arte.

Llegaron al reloj de flores a las cinco menos diez. Ana ya estaba allí, sentada sobre la hierba, descalza, y rodeada de bolsas de tiendas y grandes almacenes.

—He encontrado muchas cosas de rebajas... Pero estoy muerta. Muerta. —Abrió mucho los ojos—. ¡Y tengo un hambre!

Lic, que estaba en plena digestión del *teebone*, le dijo con una pizca de mordacidad:

—En la nevera de casa queda un yogur.

Ella, sin inmutarse, repuso:

—Me lo tomaré de postre.

Los tres terminaron en el Sweet. Ana se comió unas tortitas con nata, Toni un helado de chocolate y Salinas nada.

JUAN CHUECA SE HABÍA PASADO el sábado trabajando en mangas de camisa. Al anochecer se duchó. Se roció con un pulverizador de aroma penetrante y se vistió con una chaqueta cruzada de altas hombreras que amenguaba vientre y acentuaba espalda.

Telefoneó a Calella para ver cómo habían jugado las niñas y anunció a su mujer que tenía que cenar fuera y que llegaría tarde, «no hace falta que la filipina me prepare nada».

A lo largo de la semana no había encontrado ocasión de irse con Lola. Y se estaba tan bien con ella. Y la bombonera paraba tan cerca. «Mirasol está sólo a veinte minutos», solía decirse.

Le llevó una caja de bombones, «es adicta al chocolate caro». Y pasó, según repitió muchas veces a la chica, el único rato bueno de los últimos días.

La había descubierto él. «Quién se acuerda de aquella coletas que se pasaba el día rellenando albaranes.» Y le costaba lo suyo... La casa. El utilitario. El cheque mensual.

Juan Chueca era hombre de costumbres ordenadas. Una de ellas consistía en no quedarse a dormir en casa de Lola. La casita era ideal para pasar dos o tres horas, pero no dejaba de ser una antigualla llena de incomodidades.

La chica, que se había metamorfoseado en una

morenaza de rasgos exóticos, le dio el último abrazo bajo el dintel de la entrada.

Y el hombre se encaminó al sedán, que había dejado estacionado como siempre en una zona de la calle discreta y mal iluminada, junto a unos charcos que nunca acababan de secarse.

Mientras andaba hacia el coche, iba diciéndose: «¿Qué hubiese llegado a imaginar la filipina si no hubiera aparecido esta noche por casa...?»

Vio cómo se aproximaban un par de focos en movimiento acelerado. «Podría poner los cortos ese bestia», se dijo refunfuñando.

Iba a chillar algo al chófer, cuando el coche se precipitó sobre él.

El impacto sordo mató instantáneamente a Juan Chueca dejándolo desmadejado en el lodazal.

También cayeron sobre la arcilla húmeda astillas de vidrio de uno de los faros y de la luz intermitente, y un embellecedor medio tronchado.

El runrún del motor a gasóleo. El rumor de la ventolina por entre las ramas. Los ladridos y la oquedad azulnegra del cielo hicieron que los ruidos macabros quedaran desleídos. Disueltos en un todo de noche clara.

LIC Y ANA DESPERTARON TARDE y, tendidos sobre la cama, se pusieron a hablar del regreso.

—Me gustaría volver hoy mismo —dijo Salinas mirando la grisura del cielo por el ojo de buey—. Tengo que hablar con Tito Morón..., con Laura..., con el padre de Toni...

—¿Piensas estar mucho tiempo en Barcelona?

—Un par de días... A lo sumo, tres.

—Quizá pueda seguir aguantándote, si sólo son dos o tres. —Ana lo abrazó. Se desperezó y se levantó para conectar un pequeño aparato de televisión—. Vaya. Otra vez con el mapa del tiempo. ¡Qué perra...! Si no fuese por esos dibujitos tan monos de nubes, sería insoportable.

Oyeron los pasos apresurados de Toni al subir por la escalera y unos instantes más tarde el repiqueteo de los nudillos en la puerta.

—Mi padre al teléfono —urgió el muchacho.

—Voy —repuso Salinas.

—Han atropellado a Chueca. —El chico añadió—: Lo han matado.

Lic salió en pijama y, mientras bajaba los peldaños de dos en dos, preguntó:

—¿Dónde?

—En Mirasol.

—¿Cuándo?

—Anoche.

El abogado tomó el auricular. Arturo Prat le dio más detalles:

—Lo han encontrado de madrugada... Toni me acaba de decir que ya te había hablado de Chueca, ¿verdad?

—Sí —afirmó, pensando: «El que no me dijo ni mu fuiste tú.»

—Lo atropelló un coche que se dio a la fuga y lo dejó... —Le tembló la voz—, lo dejó destrozado.

—¿Nadie lo oyó?

—No. Ocurrió en una calle sin asfaltar que queda muy apartada.

—¿Qué hacía Chueca por allá?

—Ya te contaré...

—¿Quién te ha avisado?

—Su mujer. Estaba en Calella con las niñas y la han llamado para decirle que...

—Mirasol está al lado del Mas d'Or, ¿no?

—A cinco minutos.

—Voy a tomar el avión hoy mismo —anunció el abogado—. Si quieres, podemos vernos esta noche en Barcelona.

—No... No. Esta noche pienso acompañar a la familia. —Hizo una pausa y propuso—: Quedemos mañana en el Mas d'Or, a eso de las doce.

—Mejor en tu casa, ¿no?

—No... No... No te molestes. Será mejor que nos veamos allí. Quiero ir a ver el sitio en que lo atropellaron.

«Al parecer, no le apetece que vaya por su casa... Quizá no quiera que vea los cuadros de la colección de Eulalia», se dijo Salinas.

En cuanto terminaron de hablar por teléfono,

Toni, que no se había perdido una coma de las palabras de Lic, le preguntó:

—¿Tenéis cerrado el regreso?

—No.

El chico tomó el auricular y dijo:

—Voy a preguntar si hay algún vuelo a Barcelona desde Gatwick. —Y aclaró—: Queda cerca y me ahorro llevaros hasta Londres.

—Claro —exclamó Lic, y agregó—: Gracias por hacernos de chófer.

Había vuelo. Toni Prat los llevó al aeropuerto por la tarde, cuando el cielo empezaba a abrirse. El muchacho estacionó el todoterreno en lo alto de la rampa que asciende hasta el vestíbulo de la terminal. Saltó del coche y dijo:

—Esperadme un momento. Voy a por un carrito.

Regresó en seguida y los ayudó a cargar el equipaje y también los palos y la bolsa de golf de Eulalia, que esta vez andaba sólo en funciones deportivas.

Ana se despidió de Toni Prat abrazándolo para darle dos besazos de los suyos, «mua» y «mua».

Salinas le palmeó la espalda, y con gesto animoso le aconsejó:

—Toni, tú a estudiar... No vamos a dejar que nadie te expulse de aquí, ¿eh?

—Ojalá —musitó el muchacho.

Y pareció como si el hijo de Eulalia fuera a añadir algo. Pero no lo hizo.

Dio media vuelta. Se montó en el coche y arrancó sin mirarlos diciendo adiós con la mano.

Aterrizaron en Barcelona entre luces cobrizas y crepusculares. Tuvieron que rellenar el formulario que ya no les habían pedido al entrar en el Reino Unido, y se encontraron con el Volkswagen recalentado por todo el día de sol.

Hacía tanto calor y tan húmedo que descapotaron el cabriolé, «con el aire se nota menos», y se atascaron en la cola del peaje del estacionamiento.

Tardaron más de diez minutos en superar el obstáculo, y se fueron a pasar la noche a la masía de Salinas, en Peratallada.

«Allá refresca —pensó Lic—. Dormiremos bien...»

Quizás el bochorno fuera normal para aquella anochecida del junio de Barcelona, pero el contraste con el tiempo desvaído que habían dejado en el sur de Inglaterra hizo que lo percibieran «como africano».

Hasta el olor a gasolina del campo de aviación había tomado más cuerpo.

El cielo se fue entenebreciendo por pantallas de nubes altas y por la hora. Cuando llegaron a los aledaños de Peratallada llevaban el aire en el rostro y era ya noche cerrada.

El cabello de Ana estaba revuelto. Hecho una greña. «Me encanta ir sin capota y notar la melena al viento», pensó al tratar de arreglárselo sin éxito.

Pararon en un figón de carretera.

—A cenar y a la camita —murmujeó Lic pensando que su casa andaba ya muy cerca.

La chica estiró brazos y piernas, antes de apearse, y dijo:

—Hoy tengo la devoradora.

La pequeña terraza del restaurante estaba de bote en bote, pero la patrona les hizo un guiño señalando a una pareja de daneses que ya terminaban los cafés.

La dueña de la casa era nerviosa como una lagartija, y en un santiamén cobró a los nórdicos. Devolvió el cambio. «Buenas noches. Hasta otra.» Mudó el mantel y dijo a Lic:

—Ya pueden sentarse.

Les cantó la letanía de platos de pescado y terminó por aclarar:

—Todo fresco, ¿eh...? No ha cogido aún nevera.

En el avión, Salinas y Ana no dejaron de hacer conjeturas sobre la muerte de Chueca.

Durante el trayecto desde Barcelona el abogado siguió pensando en el asunto.

Tan pronto como les sirvieron los calamares con ajo y perejil, Lic dijo:

—Volvamos a los que salen beneficiados por el lío...

—Empecemos por Laura —sugirió la chica.

—¿Qué gana Laura?

—Si como dices, Eulalia era...

—Como dice Rebollo que dice la NIU —la cortó.

—De acuerdo... Si como dice Rebollo, Eulalia era un camello de postín..., Laura podía estar interesada en quitarle la clientela, ¿no?

—Sí. —Y objetó—: Pero... ¿para qué atropellar a Chueca?

En el vuelo ya se habían hecho las preguntas y habían tratado de dar con las respuestas, pero Lic volvió a ello. Y dale, y dale.

—¿Para qué atropellarlo? —insistió el abogado.

—Pudieron hacerlo sin querer...

—¿Puro accidente?

—Pues... sí.

—No creo en las coincidencias —exclamó Lic.

—Vale... Pues no creamos.

—Chueca podría estar en el ajo también, ¿no?

—Si tú lo dices... —repuso Ana que estaba mojando pan directamente de la bandeja.

—Chueca regaló a Eulalia esa bolsa de golf con doble fondo... Y Toni encontró allí la droga.

La chica asintió masticando muy, muy a gusto.

—Quizás esté exagerando lo del doble fondo. —Lic puso cara de duda—. Quizá los tiros no vayan por ahí.

—La bolsa esa se las trae... —dijo Ana limpiándose los labios con una esquina de la servilleta.

—Desde luego... —Lic volvió a Chueca—: Quizás estuviese asociado con Eulalia y trataran de hacer alguna jugada por su cuenta... Y les costó la vida. En el narcotráfico no se toleran esas cosas.

—¡Uf! —exclamó ella poniendo ojos de susto.

—Ya lo viste por la tele... No sé cuántos muertos en Londres en un tiroteo entre cubanos y jamaicanos. Peleaban por el mercado de la coca.

—Laura, si quisiese, podría heredar la clientela de drogatas de Eulalia... —afirmó la chica frotando índice contra pulgar—. Y eso debe de dar un dineral.

—Suponiendo que la clientela fuera de su mismo ambiente.

—Lo que es fácil de suponer... Las dos se pasaban la vida en el Mas d'Or... —Ana lo señaló con el dedo—. Y que conste que sólo sé lo poco que me has ido contando... Se pasaban la vida dándole a la bolita. No me lo negarás, ¿verdad?

—De acuerdo. Se movían en el mismo ambiente —aceptó Lic.

La ración de rape era un pescado entero a la plancha con cabeza y todo.

En cuanto vieron aparecer a la mujer con las dos bandejas, se miraron con ojos de «nos vamos a poner las botas».

Ana observó el suyo y lamentó:

—En casa no consigo dorarlo así.

La patrona, con voz gutural y apresurada, informó:

—No hay secreto. La plancha tiene que calentar mucho... Mucho.

Salinas seguía metido en el caso y, tan pronto se quedaron solos, dijo:

—Otro beneficiario es Arturo Prat. A pesar del testamento de su mujer, ése va a apropiarse de la colección de pintura. Y sin pagar impuestos sucesorios... —El abogado se llevó el dedo al ojo y agregó—: Por la cara.

—¿Puede hacerlo?

—Según el testamento, Toni debería heredar toda la fortuna de Eulalia... Pero el chaval no va a arrancar los cuadros de las paredes de casa de sus padres... Y el piso de la Vía Augusta seguramente irá a nombre de Arturo... o del matrimonio.

«Se lo preguntaré mañana», pensó.

Ahora fue Ana quien dijo:

—Y... ¿por qué atropellar a Chueca?

—Y... si, además del asunto de los cuadros, Arturo tuviese que ver con los líos de droga de su mujer... y hubiese llegado a enfrentarse con Juan Chueca...

—Vamos enredando la madeja, ¿eh?

—Cuando hay mucho dinero de por medio... Y lo hay... Puede salir a cuenta enmarañar las cosas.

Salinas recordó lo que había leído en Gatwick mientras estaba esperando la llamada de embarque. Un diario londinense comentaba el tiroteo entre cubanos y jamaicanos y decía: *Dentro del campo de las drogas ilícitas, la cocaína representa la más seria amenaza en el futuro inmediato y el mercado de mayor potencial de crecimiento y rentabilidad para las redes de distribución.*

El periodista añadía: *El gramo de cocaína se ha puesto en la calle a cincuenta libras, lo que contrasta con las cien que se pagaban hace un año. Al parecer la rebaja forma parte de un plan de los narcotraficantes pensado con el fin de promover el consumo de esa droga, para luego volver a subir el listón de los precios y obligar a pagarla más cara a la incrementada clientela cautiva.*

«Las mismas argucias que emplean los de marketing para promocionar sopicaldos», se dijo Lic.

La prensa británica acostumbra hablar del precio de todas las cosas. Desde lo que podría gastar Boy George en la droga de cada día, hasta los peniques de más o de menos que cuestan las afecciones por tabaquismo al caudal público.

—¿Qué me dices de Santi? —preguntó Salinas.

—Me cuesta creer que se tragara el cuento ese de que Eulalia había dejado de esnifar.

—A mí también. —Lic añadió—: Si Eulalia traficaba con coca y su clientela, como suponemos, era la crema de la crema..., no necesitaba para nada las comisiones de la venta de chalés y terrenos, ¿no te parece?

—Santi podría haber sido la tapadera de Eulalia... Porque el maridito no debía de servirle ni siquiera de eso.

—Y esa joya le guardaba algún que otro cuadro. Con la excusa de decorar el nidito...

—... Cuadro que, evidentemente, hará desaparecer por arte de birlibirloque.

—No me extrañaría.

—O sea —concluyó Ana rebañando como si fuese un minino la cabeza del rape— que el tal Santi, más que proteger a Eulalia podría haber andado chuleándola.

Para la chica las voces relacionadas con el proxenetismo se encaramaban a los lugares más destacados de su código de insultos.

En la mesa contigua habían recalado dos matrimonios que regresaban a casa tras el fin de semana. Una de las damas, que era mantecosa y hablaba escuchándose, decía:

—Este verano no pienso guisar. Ni hablar... Por la mañana un té. Al mediodía un par de melocotones; y por la noche, ya veremos. Como tengo los hijos colocados...

El marido la observaba con aire resignado mientras se comía un buen plato de cigalas.

Salinas se fue a Tito y dijo:

—Morón no tiene demasiadas ganas de verme...

Menudo esquinazo me dio el otro día. Y debe de saber la tira...

—Da la impresión de que todos esos andan untados, y bien untados.

—Eulalia financiaba a Tito para que pudiese participar en campeonatos. Y fuera de España, no creas. —Bebió un trago de vino de aguja que aún estaba fresco—. Al parecer, el pájaro es también del clan de la esnifada.

—Vaya, vaya...

—¿Y si, con la historia de los campeonatos, Morón se dedicara a pasar la droga en la bolsa de golf? —se preguntó Lic hablando muy quedo.

—O sea, en plan *import-export* —comentó ella con tono guasón.

—Con los datos que tenemos, parece que Eulalia debía de ganar un pastón —concluyó Lic—. Mantenía la casa de la Vía Augusta. La de Calella. A Toni en Brighton y en chalé propio. Era mecenas de Morón... Y por si faltara algo se estaba haciendo un capitalazo en cuadros.

—Y con Santi, ¿qué?

—Pongamos un signo de interrogación. Quizá sea cierto que, además, le funcionaba el tema inmobiliario.

—Vaya. Se forraba y encima pluriempleo...

—No sería el primer caso... —dijo Lic riéndose por lo bajo con malicia—. Ni el último.

—¿Y el maridito? —preguntó Ana.

—Quizá no sea tan desastre como dicen. El asunto de las alarmas tiene que ser un chollo... —Salinas ensombreció el gesto para puntualizar—: Lo que no impediría que Arturo se hubiese aprovechado a fondo de su mujer.

—¿Hasta llegar a...?

—¿A matarla?

—Sí.

—Espero que no. —Cruzó los dedos—. Te recuerdo que es el cliente. Es decir, el paganini.

—Lo que más me gusta de ti es lo idealista que eres —dijo ella en una carcajada.

Mientras tomaban café llegaron un par de camioneros. La patrona se quejó de la hora y, tras recibirlos con un «si no fuera por mí», les dio de cenar. Una buena ensalada de tomate y bistecs.

Al salir, Lic y Ana oyeron que comentaban:

—La caja de cambio va a reventar... Y no veas si casca ahora que viene la temporada... Con la poca faena que hemos tenido...

Ya en la carretera, Salinas dijo a la chica:

—Me gusta este sitio.

Para Salinas el Tritón era un tutilimundi.

Lic condujo haciendo rodar mansamente el cabriolé hasta la casa de campo. El abogado iba mirando de reojo los arreboles de Ana y se decía: «¿Será que vuelve a estar en forma...? O... ¿quizá sea el vinillo de la cena?»

La puerta cochera estaba cerrada y Salinas se apeó para abrirla. Ya había introducido la llave en la cerradura cuando un automóvil que andaba estacionado en la oscuridad se puso en marcha y lo enfocó con luces largas y ominosas.

Los ojos de Salinas se hicieron telarañas, y el conductor aceleró bruscamente hacia él.

CUANDO EL COCHE se encontraba ya a pocos metros de Lic, frenó derrapando sobre la tierra del camino. Era un utilitario de color arratonado.

A Salinas se le atravesó un nudo en la garganta.

Por la ventanilla apareció la cabeza pelona del comisario Rebollo. Con voz estridente, el policía preguntó:

—¿Te has asustado, Salinas?

Lic no respondió. Aún le temblaba la contera.

Rebollo lo señaló con la mano y advirtió:

—Más canguelo tendría que darte lo que puedan hacerte los traficantes de coca...

Ana, que ya se había apeado del «escarabajo», se acercó al comisario y dijo en tono cortante:

—Cada uno se divierte como puede, ¿verdad?

El sabueso le mostró la mala dentadura riéndose a carcajadas.

Salinas se dijo: «¿Qué lo traerá por aquí..., y en domingo?»

Y le espetó:

—¿Qué pasa?

—Pasa... Pasa que me has jeringado. —Y se lamentó—: ¡El domingo a paseo...!

—Pero... ¿Qué pasa? —insistió Lic.

El policía señaló el portalón con la calva ósea y dijo:

—Entremos primero..., que ya estoy harto de andar de guardia a la rasa.

Lic hizo girar la pesada llave medio enrobinada, «cloc, cloc». Empujó una hoja del portalón y se abrió chirriando. Cruzaron bajo la marquesina de teja vieja, y ganaron la puerta del zaguán después de atravesar el pequeño jardín de cactos, sicas y yucas que quedaba protegido de la tramontana por el muro de cerramiento.

Una vez en el vestíbulo Salinas conectó la electricidad y volvió a preguntar:

—¿Qué ocurre?

Rebollo no contestó. Fue prendiendo luces y echó una ojeada apreciativa al suelo rústico y recién encerado.

Pasó el dedo por encima de un mueble de limoncillo y dijo:

—Ni una mota de polvo. ¿Quién te cuida la casa...? ¿Los duendes?

—Los aparceros de la finca de al lado... Dan una pasada cada semana.

—Lo que necesitaría yo en la brigada. ¡Que cría más mugre...! —exclamó el policía.

Tenía razón. Su despacho de la calle de Carretas olía a humedad y a colilla enranciada. Las paredes estaban llenas de desconchones y los peldaños de la escalera mellados y abarquillados.

Salinas se sentó en un banco de madera de alto respaldo y dirigiéndose al sabueso propuso:

—Cuéntame de una vez.

Rebollo se repantigó en unos almohadones asentados sobre bancada de obra y empezó a decir:

—Cuando me hablaste del caso pensé que la cosa sería de poca monta. —Se pasó los dedos por la cara y puso los ojos en blanco—. Ya sabes..., hay tanto traficante de a kilo que los estupas no dan abasto. Pero...

—Pero, ¿qué?

—Va..., y hoy al salir de misa en Villalbilla me vienen con un telefonema... Que llame en seguida a los de la NIU. Adivina para qué.

—Por lo de Chueca.

—Apúntate un diez, como dices tú.

—Apuntado. —Lic encabalgó las piernas y preguntó—: ¿Cómo sabías que paraba por aquí?

—Me lo dijo la NIU.

—¿Qué dices? —exclamó con inquietud.

—Ésos tienen el brazo largo... Y qué bolsillo, Salinas. ¡Qué bolsillo!

—Si necesitan asesor..., ya sabes.

—Menos guasa.

—No..., si lo digo en serio.

—Lo veo fané. Ésos son guiris. Ellos se lo guisan y ellos se lo comen.

—¿Me andan siguiendo esos señores?

—Sí. Sabían que tomaste el avión en Gatwick —dijo «gazvi»— y que en el aeropuerto de Barcelona te has montado en el «escarabajo» y te has metido en la A-7 hasta Gerona...

—Para. Para —exclamó Lic con gesto de aprensión—. Decías que estás aquí por lo de Chueca.

—Sí. La NIU da importancia a su muerte. Al parecer tienen información sobre algo que los inquieta... Y que podría estar relacionado con él.

—¿Y con lo de Eulalia?

—También.

—¿Qué sospechan?

—Hoy me han pasado nuevos datos. Desde lo de

Eulalia la NIU anda mosqueada... y lo del atropello los ha puesto a parir. —Con mueca de duelo agregó—: Han aceptado la versión oficial de la muerte de esa señora porque llevaba todo un carrerón con la droga, y... la sobredosis es cosa que puede ocurrir. Ya sabes, después de una subida fuerte con cocaína viene el castañazo y a veces se llega al suicidio... —Dio un manotazo histriónico sobre una mesilla baja de palo de rosa y elevó la voz—: Pero lo de Chueca los ha puesto en el disparadero...

Lic lo miraba pensando: «Al grano, Rebollo. Al grano.»

Ana había ido a prepararse la bañera y ya andaba en remojo con sus burbujitas de sales.

—Lo que más los joroba es la variación de pureza en el polvo que Eulalia colocaba —dijo el sabueso.

—¿Por qué?

—Cocaína demasiado pura. Ya tienen los resultados de los análisis y de veras la señora esa daba calidad fetén.

—¿Quién les ha pasado las muestras de coca? —quiso saber Lic, poniendo el mismo gesto de naturalidad que si hubiera preguntado: «¿Qué hora es?»

—¡Amos ya...! Eso no me lo han dicho ni a mí.

—Pues vaya. Los estamos ayudando y se hacen el loco. Es la ley del embudo.

—Sí, pero... —dijo Rebollo con una chispa de satisfacción en la mirada.

—¿Qué vas a pedir a la NIU a cambio de colaborar?

A Lic le encantaban los planteamientos fenicios.

—Escúchame, Salinas..., y no te pongas demasiado gordo de satisfacción...

Lic se pellizcó unas mollitas de más que tenía en la cintura. «Demasiados vinos. Demasiados guisos...»

El comisario prosiguió:

—La NIU me ha pedido hoy exactamente lo mismo que me pediste tú el otro día: el movimiento de las cuentas corrientes de los sospechosos.

—Supongo que los habrás mandado a paseo, ¿no?

—He dicho que lo tenía que meditar.

—Mira, Rebollo. Esos señores tienen toda la informática del mundo y todo el dinero del mundo, pero todavía les falta el poder exigir al director de una sucursal bancaria de chichinabo la radiografía de sus clientes...

—¿Qué me aconsejas? —lo cortó el comisario.

«Bien, vamos por buen camino», se dijo Salinas y repuso:

—Hombre... Todo tiene un precio.

—¿Qué les pedirías a cambio?

—Que te metan en la nómina de la NIU, y que te pongan de mandarín.

—Para el carro... —Frunció el ceño y dijo—: En serio, qué les pedirías.

—De entrada, diría que no. Ayuda si andas con un as en mano.

—¿Y de salida?

—Luego, me iría haciendo el estrecho... y les pediría el oro y el moro.

—¿Por ejemplo?

—Que te pasen todos... —elevó el dedo y repitió—: todos los datos que tengan sobre el caso y lo que pueda haber detrás.

—De acuerdo —resolló el comisario queriendo decir: «Ya lo había pensado.»

—Que te digan quién es el submarino que los ha informado de las andanzas de Eulalia.

—Lo veo difícil —comentó mascando las palabras.

—Y otra cosa que juzgo condición sine qua non...

—¿Y es?

—Que, pase lo que pase, el hijo de Eulalia quedará al margen. Y la garantía de su no expulsión de Inglaterra.

—¡No amueles! Eso es demasiado —exclamó agriamente—. ¿Y si luego resulta que era el contacto de su madre allí...? No. No puede ser.

Se hizo un silencio, que fue roto por la voz de Ana que reverberó desde la bañera:

—Rebollo. Di que sí... No seas capón.

—¿Qué dice? —preguntó el comisario a Lic con la boca torcida por lo que había creído entender.

—¡Que no seas capón! —se volvió a oír entre ecos de muros de a metro.

—¿Capón yo? —exclamó adelantando los dientes renegridos—. ¿Capón yo? Eso lo será... —El sabueso se puso en pie de un salto. Se engalló y elevando la voz en dirección al corredor que daba al cuarto de baño sentenció—: Haré lo que se tenga que hacer.

—¿Qué se tiene que hacer? —preguntó la primadonna del Golden Lion conteniendo la risa.

—Les voy a pedir lo que haga falta —aseguró recolocándose la pretina de los calzones.

El abogado para quitar hierro se puso a monologar sobre una de sus teorías favoritas:

—Las cuentas bancarias se están convirtiendo

en las nuevas huellas dactilares. La mayoría de los hechos quedan reflejados en apuntes contables. Tal cosa costó tanto, tal otra me hizo ingresar cuanto... De la forma en que se está poniendo Hacienda... Todo. Todo va a terminar por ir dejando rastro.

El sabueso lo miraba con ojos de «¿por dónde me va a engatillar ahora?».

Lic prosiguió:

—¿Quién va a atreverse a escamotear impuestos? ¿O a no tener los papeles a mano por si las moscas...? ¿Quién...?

—Otro toro. Otro toro —se oyó desde la bañera. Ana agregó—: Lic, cambia el rollo.

El comisario volvió a sentarse y, tras liar uno de sus pitillos, dijo:

—Salinas, ¿por qué no me dijiste que metiera las narices también en las cuentas corrientes de una tal Laura Jover?

SE HIZO UN SILENCIO, que esta vez no rompió ni siquiera Ana desde su baño burbujeante.

El comisario habló con tono paternal:

—Salinas, el caso parece más serio de lo que tú y yo suponíamos. A partir de ahora, ya no podemos andar haciendo el gilipollas, ¿estamos?

—Estamos.

—Según la NIU esa Laura anda pringada.

«Vaya con la información de esa gente...», pensó Lic y dijo:

—Cuéntame de una vez qué sospecha la NIU.

—No me lo han explicado abiertamente... —El policía arrugó la nariz y olisqueó el aire, que por cierto olía a la cera del suelo y al humo basto de su picadura, y dijo—: Pero, si tanto les preocupa esa nueva cocaína... que los lleva de cráneo por su pureza, quizá se teman la aparición de un nuevo proveedor... Si no tienen ni idea de por dónde van los tiros es normal que alcen la guardia. —Rebollo sopló la ceniza del pitillo y prosiguió—: Añádele encima el fiambre de una mula de postín y de uno de sus mejores amigos... ¡Y no veas!

—En resumen, que podría existir un nuevo foco de droga que no estuviese registrado en sus ordenadores, ¿verdad?

—Algo así.

—Ésos se alteran tanto por el narcotráfico en sí mismo como por no saber qué se está cociendo...

—No andas desencaminado —admitió el comisario con sonrisa ácida.

Lic extrajo de su purera un cigarro de sortija parda y noble, y tras palparlo y darle vueltas entre los dedos le prendió fuego.

El abogado recordó la luz tamizada de Brighton y dijo:

—Rebollo, voy a contarte algunas cosas de mi viaje.

—Todo. Todo me lo tienes que contar... Y sin callarte la mitad —advirtió pensando: «Como sueles hacer.»

—Bueno. Pues todo. —Aceptó Lic, y empezó por hablar bien de Toni—: Oye, Rebollo. El hijo de Eulalia me ayudó un montón...

—Ya empezamos —cortó el sabueso.

—No. No es eso... Pero a cada cual lo suyo.

—Que te conozco...

—No, en serio. El chico me enseñó el testamento. El acta de defunción. Me llevó a los lugares que había visitado su madre.

—¿Y qué?

Lic empezó a explicarle lo que hizo en el condado de Sussex y sus conclusiones. Rebollo lo miraba con escepticismo e iba interrumpiéndolo con aire sarcástico para dejar constancia de sus recelos.

Cuando Lic comentó que Toni era el heredero, el policía soltó:

—¿Hereda el parné o un puesto de número en la red de camellos?

Tras resumirle el dictamen del forense:

—Ésos no se enteran.

Y al decirle que Toni lo había conducido como si fuese su chófer a los clubs de golf en que solía jugar Eulalia, objetó:

—Quería tenerte bien controladito para que no te le desmandases.

El comisario dejó su tono de burla sangrienta en cuanto Lic dijo:

—Chueca anduvo por Brighton el mismo día en que murió Eulalia.

—¡Vaya...! También lo sabes. Vas aprendiendo el oficio...

«Ya te lo ha dicho la NIU», pensó Salinas como si se acordara de una plaga y no de la unidad de inteligencia.

—Qué casualidad... Va el bueno de Chueca a visitarla. La señora muere por la noche y poco después el angelito es atropellado... Coincidencia. Pura coincidencia —dijo el mandamás de «los Financieros» mostrando el colmillo de oro. El policía jugueteó con su sello amazacotado y agregó—: ¿Qué más por la Gran Bretaña?

Lic iba a decir algo cuando Ana apareció envuelta en una toalla de color azul turquí con el cabello recogido en un moño alto y heterodoxo. La chica se dejó caer sobre una masa informe de cuero crudo que bajo su peso recordó un sillón y dijo:

—Podéis continuar la sesión.

El abogado se fijó en sus pies llenitos, que todavía andaban con gotas de agua, y pensó: «Ya se le han deshinchado... Debe de encontrarse mejor.»

El policía se dirigió a la chica:

—Ya ves en los líos que me mete el señor picapleitos.

Salinas apuntó al sabueso con el cigarro y preguntó:

—¿Sabes lo del doble fondo?

—¿Qué?

—¿No te lo han contado los sabelotodo?

—Menos cuento... ¿De qué me hablas?

—Te lo voy a explicar... —Lic tensó los músculos del rostro—. Pero antes me vas a dar tu palabra de guardártelo para ti y sólo para ti.

—No exageremos, Salinas.

—No. Si no exagero. Pero... o me das la palabra o te quedas en ayunas.

El abogado sabía que juramento y palabra eran sagrados para Rebollo.

—¿Hace falta? —dijo el policía.

—Sí.

El comisario se revolvió en su asiento. Aplastó el cigarrillo contra el cenicero. Chasqueó la lengua y finalmente aceptó:

—Si te empeñas...

—Dilo —lo instó el abogado.

—Bueno. Sí.

—Dilo.

—Vale... Palabra.

—Muy bien...

Lic se lo contó todo.

—¿Qué hizo Toni con la droga del doble fondo? —preguntó Rebollo, muy interesado.

—La hizo desaparecer para evitar que lo metieran en la lista negra... Teme que puedan expulsarlo del país.

—¿Dónde está la bolsa?

—La tengo en el coche.

—¿Aquí?

—Sí.

—Quiero verla —exclamó Rebollo.

—Espera un momento. Hay más.

—Espero —concedió.

—Esa bolsa se la había regalado Chueca a Eulalia Prat.

El comisario se sacó las gafillas de media luna de un bolsillo de su chaqueta jubilada. Extrajo una nota de la agenda, y dijo:

—Según la NIU... —Para leer—: *Estamos avanzando en la detección de los medios minoristas de distribución de la «cocaína atípicamente pura».*

—¿Explica el papelito cuáles son?

—No.

Ana miró al sabueso con ojos de «ésos de la NIU no te dan ni los buenos días», pero se mantuvo callada.

Salinas cambió de asunto:

—Rebollo, ¿te han comentado algo sobre Tito Morón?

—No —musitó.

—También andaba cerca de Brighton el día en que murió Eulalia.

El ring del teléfono rebotó por las paredes enjalbegadas y en las bóvedas de obra vista. Salinas descolgó el aparato del zaguán, y una voz distante preguntó por Rebollo. Era un inspector de su brigada.

El comisario tomó el auricular. El adlátere, que le hablaba desde Barcelona, dijo:

—En el maletero del coche de Chueca se ha encontrado una bolsa de golf con doble fondo y han aparecido dos paquetes de cuarto de kilo de cocaína.

—¿Pureza? —ladró Rebollo.

—Poca... El polvo estaba muy cortado... No se parece al de los análisis que nos ha mandado la NIU... Las muestras del coche de Chueca no tienen ni la mitad de calidad que la «cocaína atípicamente pura».

—Hablando en plata..., que no son de la misma hornada que la que distribuía Eulalia Prat, ¿verdad?

—Eso es.

—Otra cosa..., ¿cómo es la bolsa esa que ha aparecido en el coche de Chueca?

—Blanca y muy grande. —Hizo una pausa para leer el informe—: Marca Blue Bird —deletreó.

—Si hay algo, me llamáis a este número, ¿eh...? Aunque sean las cuatro de la madrugada, ¿estamos?

—De acuerdo.

—¿Han llegado los manguitos?

El comisario llamaba «manguitos» a los inspectores especializados en controlar la contabilidad.

—Sí. Hace un rato.

—Les dices que empiecen por las cuentas de Arturo Prat y su mujer. Ya tienen los datos... Me llegaré al banco para echarles una mano.

Antes de despedirse, el inspector comentó a Rebollo el despliegue que estaban haciendo otras brigadas.

AL OÍR QUE EL COMISARIO mentaba la bolsa que apareció en el coche de Chueca, Salinas se repitió: «Otra vez con eso... Otra vez con eso... Otra...» Y se preguntó: «¿Se pasarían la droga intercambiándose bolsas idénticas de golf...?»

Rebollo volvió a su asiento. Caló la vista en las afiladas punteras de sus zapatos y le contó lo que acababan de comunicarle.

Dirigiéndose al abogado dijo:

—Salinas, la bolsa esa que llevas en el «escarabajo»..., ¿es blanca y grandota?

—Sí.

—¿Sabes la marca?

—No.

—Anda, vamos a verla.

—Podemos aprovechar para entrar los coches. —Lic descolgó las llaves del cabriolé de un gancho—. Hay sitio para los dos en el granero.

—Bueno —aceptó el sabueso con la cabeza en otra parte.

Al salir al jardincillo notaron el aroma de los cipreses y la humedad de la noche. Se encaminaron al Volkswagen y sacaron la bolsa. La marca era Blue Bird también.

El comisario la observó con curiosidad a la luz de una farola y dijo:

—Vaya... Aquí tenemos el correo de esos señorones. —La escudriñó por los bajos y preguntó—: ¿Dónde está la tapa del doble fondo?

—No sé —mintió Lic—. La habré extraviado. Con tanto viaje...

Ana fue siguiéndolo todo sin salir del zaguán, pero permaneció callada.

Los tres regresaron al salón y Rebollo se afanó en examinar la Blue Bird con meticulosidad de investigador avezado.

Para descansar la mente por unos instantes, Lic se puso a considerar lo juanetudos que eran los pies del sabueso, «debe de costarle encontrar calzado cómodo».

Tan pronto como el comisario dio por terminada la inspección, Salinas dijo:

—Rebollo, ¿me dejas ver la chuleta que antes te has sacado de la agenda?

Se refería a la nota de la NIU.

—No... Es confidencial... —Titubeó y ofreció—: Lo máximo que puedo hacer es comentártela por encima.

—Supongo que no les habrás dado tu palabra ni cosas por el estilo.

—No. Claro que no... ¡Faltaría más!

—Pues déjate de historias y pásamela.

El sabueso hizo oídos de mercader. Volvió a ponerse las antiparras y, tras echar un ojo al papel, dijo:

—Ya hemos hablado de casi todo... —Elevó el índice y agregó—: ¡Ah...! Sí. Hay algo más... Laura Jover también distribuye coca..., y de la buena. Y...

—¿Y, qué?

—Al parecer, Arturo Prat no pega ni sello... Y el API ese..., Santi Font está hecho una buena pieza... —Aclaró—: Líos de faldas.

—¿Algo más? —preguntó Salinas.

—No... —Y se corrigió—: Bueno..., sí. Me piden que estemos en contacto permanente... Querrán chupar rueda de lo que vayamos haciendo —supuso.

—Como mínimo.

—Mañana nos meteremos a fondo con las cuentas bancarias. —Se rascó la calva de bola de billar y agregó—: Los de la Jefatura Superior de Barcelona ya han organizado una buena... —Contó con los dedos poniéndolos en forma de gancho—: Batidas por talleres de reparación de coches y carroceros para echar el guante al trasto que atropelló a Chueca... Registro de todos los locales del muerto por si tenía algo de matute... Y en su casa. En casa de Eulalia tres cuartos de lo mismo... —Señaló la carretera de Peratallada—: Y los motoricones de Tráfico a la que salta.

—¡Ojo, Rebollo! La casa de Eulalia es también la de Prat. Y es mi cliente... No me lo espantéis, ¿eh?

—Siempre pensando en lo mismo. Eres más interesado que...

—Yo no ando en nómina del Estado —protestó Lic.

—De la que te has librado... —El sabueso le hincó los ojos reventones. Con tono regañón advirtió—: Salinas, tienes el vicio de tapar los trapos sucios a tus clientes... Y eso un día te va a costar caro. Te lo digo yo.

Lic lo miró con cara de «no me sermonees». El comisario añadió:

—Los de la NIU me han dicho que les das miedo. Que sólo cooperas si te interesa... Que ojo con los datos que te pase y que ponga en cuarentena tu colaboración.

Salinas hizo como si la admonición le entrara por un oído y le saliera por el otro y, poniendo gesto inocente, dijo:

—Ahora... Recuerdo otra cosa del viaje... que quizá pueda interesarte. Al parecer, Eulalia y Chueca discutieron en un campo de golf... Ocurrió el mismo día de la muerte de ella.

—¿Te guardas muchas como ésta? —preguntó Rebollo pensando: «Me lo ha soltado en plan de aviso... Me ha venido a decir que no me conviene darle esquinazo. Es un tuno. Un...»

El abogado especuló:

—A Eulalia quizá la asesinó el propio Chueca... O lo mandó hacer, me da igual... Pero hay algo que no debemos perder de vista: Toni me aseguró que su madre seguía esnifando y que se pinchaba. —Como si hablara para sí mismo concluyó—: No... No podemos excluir la hipótesis de que se pasara con el *speedball* o que lo hiciera adrede.

Ana tenía mucho sueño. Bostezó un par de veces tapándose perezosamente la boca. Dio las buenas noches y se fue a la cama.

Por la mente de Rebollo cruzó una idea que lo hizo sonreír.

Lic le preguntó:

—¿De qué te ríes?

—Pensaba que atropellaron a Chueca cuando salía de pasar un rato con un bombón...

Salinas ya quería irse a dormir cuando el comisario empezó a reflexionar:

—La cocaína va a convertirse en un problema de campeonato... Y todo porque no se le ha dado importancia desde el principio. Con todas esas bobadas de que no se pasa mono la han ido tolerando y ahora se empiezan a ver los desastres. Que si suicidios por las bajadas que da. Que si decisiones agilipolladas en plena borrachera de coca. Que si gente con manía persecutoria... Que si drogatas descerebrados.

El comisario soltó un exabrupto retorcido. Se puso en pie. Se acercó a la ventana para ver las siluetas nocharniegas de los cipreses del seto vivo y anduvo en silencio hasta el aguamanil del zaguán con las manos hundidas en los bolsillos.

Salinas se fue a la cocina y se trajo una botella fría y empañada.

Con aquel destilado de pera llenó dos vasitos hasta el borde.

Rebollo siguió con la coca:

—Y lo que hay detrás... Choriceo para poder esnifar. Narcotraficantes. Mulas. Camellos... Y la violencia. Los traficantes de cocaína matan por menos de... —Bebió un poco de licor—. La que se nos viene encima... Según la NIU, nos vamos a convertir en la puerta de entrada de la droga que llegue a Europa. Y, al parecer, la cosa sólo está empezando.

Vaciaron los dedalitos de cristal y el comisario continuó:

—Estamos en una península, y no hay quien controle todas las costas... Por ejemplo en el golfo de Rosas, aquí al lado, hay canales por los que los yates pueden meterse tierra adentro con la carga que les dé la gana... En algunas de las casas que dan al agua tienen garaje para barcos. —El policía se lamentó—: La droga llega a bordo. Meten el yate en casa. Bajan la puertapersiana. Lo descargan a sus anchas y aquí no ha pasado nada, ¿qué te parece?

—Que estamos apañados...

—Y bien apañados. —Rebollo entornó los ojos—. Aunque hayan puesto vigilancia a la entrada de alguno de los canales..., es arar en el mar.

A la mañana siguiente sonó el teléfono a las nueve y diez. Era la secretaria de Salinas.

La buena de Marisa apremió a Lic:

—Ha llamado una tal Laura Jover. Que la telefonee urgentemente. —Le dio el número sin que el abogado se lo pidiera. Ya lo tenía—. Me ha dicho que no se moverá de casa.

REBOLLO ESTABA TOMÁNDOSE el cortado en el jardín. Tan pronto como Lic le dijo lo de Laura, dio una larguísima chupada al cigarrillo hasta poner la lumbre de un color anaranjado brillante. Exhaló el humo con calma y advirtió:

—Salinas, ándate con pies de plomo. Los drogatas son como mínimo unos embusteros. Mienten... Mienten... Mien...

Ana apareció en camisón, y con voz soñolienta:

—Me dejas el «escarabajo», ¿verdad? —dijo a Lic.

—¿Te quedarás otra noche? —preguntó Lic al comisario.

—Hombre... Si me invitas...

—Ya está. Nos vamos a Barcelona en tu haiga y Ana se queda con el Volkswagen, ¿de acuerdo? —propuso Salinas.

—Por mí... fetén —accedió Rebollo.

—Os cuento mi plan —dijo ella—. Me llegaré a Sa Riera..., que todavía debe de estar sin gente, y me pondré a tomar el sol. Luego, a comer a Can Bech. Me han dicho que hacen unos puerros rebozados de chuparse los dedos. Siesta... Y cuando me despierte, me pasaré por Torroella. Detrás de la iglesia hay una pescadería que... Y esta noche os invito a cenar. —Señaló la mesa de mármol de la terraza que daba al zaguán—. ¿A qué hora pensáis volver?

—¿A qué hora quieres que volvamos? —preguntó Rebollo.

—A eso de las nueve.

—A tus órdenes.

Lic telefoneó a casa de Laura. La chica tomó el auricular al primer ring y fue en seguida al asunto:

—Tengo que verte. Estoy muy... muy preocupada.

—He quedado con Arturo Prat a las doce.

—¿Dónde?

—En el Mas d'Or.

—Hoy no pensaba ir, pero... —Reflexionó, y terminó por proponer—: ¿Te va, quedar a las dos?

—Supongo que sí.

—A eso de las dos te estaré esperando en el golf. Pregunta por mí al camarero de cabello blanco...

Lic y Rebollo pasaron buena parte del viaje a Barcelona dando vueltas al caso. Conducía el abogado y, cuando ya hacía más de un cuarto de hora que estaban hablando de bolsas de golf, dijo:

—¿Y si Eulalia... o Chueca tuvieran otra Blue Bird blanca en el *caddymaster* del Mas d'Or?

—A ver si la pescamos..., y cargadita de coca.

—Lo comprobaré en cuanto llegue al club... —Y agregó—: Supongo que la Policía debe de haberse pasado por allí.

—Veremos...

Salinas dejó al comisario en la misma puerta de una sucursal de banco. En la Vía Augusta. Y se encaminó a Valldoreix. A los veinte minutos entraba en el camino privado del Mas d'Or.

«A ver si logro pescar a Tito Morón al final de la clase..., antes de que se meta en el bar», se dijo Salinas recordando la tertulia de los jugadores profesionales.

Estacionó el polvoriento cacharro de Rebollo entre dos ultimomodelo metalizados y bruñidos; vio que Arturo Prat ya lo aguardaba paseándose por delante de la testera de la casaclub.

Lic pensó: «Aún falta casi un cuarto de hora para las doce... Y habíamos quedado a las doce.» Se acercó a él con paso vivo y, tras saludarlo, le pidió:

—Por favor, acompáñame. Quiero hacer una comprobación.

No dijo más.

Arturo accedió con la vista y lo siguió, preguntándose: «¿Qué querrá hacer?»

Se metieron en la oficina del *caddymaster*, que era un zambo flaco y maduro con cara de pocos amigos. Salinas dijo:

—Por favor. Soy el abogado del señor Prat... ¿Puede verificar si tiene guardada la bolsa de su esposa?

El hombre interrogó a Arturo con los ojos y, al ver que lo animaba a contestar, señaló:

—Ya se lo he dicho a la Policía... —Miró hacia el almacenillo de palos—. Aquí no hay ninguna bolsa de la señora.

—¿Y del señor Chueca? —aventuró Lic.

El hombre lo miró con desconfianza y negó:

—No. Tampoco. Ya la he buscado cuando me la ha pedido la Policía... Y nada —insistió.

—¿Cuándo se lo han preguntado?

—Esta misma mañana.

«Las batidas que me anunció Rebollo», se dijo Lic.

—¿Recuerda cuándo se las llevaron? —porfió el abogado.

—No. No lo recuerdo. Oiga... Cada día entran y salen muchos palos y muchas bolsas. A veces los socios se los llevan a otros campos... Ha habido muchos campeonatos últimamente.

Tan pronto como salieron de la oficina, Lic miró con el rabo del ojo su reloj de pulsera y dijo a Arturo:

—Me gustaría hablar un momento con Tito Morón... El otro día no lo conseguí. ¿No te importa esperarme...? No tardaré.

—No te preocupes... Estaré en la barra. —Arturo agregó—: Respecto a la bolsa de Eulalia... creo que se la llevó a Brighton.

—Ya —repuso Lic pensando: «No es ésa la que busco. No es ésa.»

Pero no comentó que la tenía en Peratallada.

Salinas anduvo hasta la cancha de prácticas. Morón estaba corrigiendo golpes cortos a una vieja dama.

«Faltan sólo un par de minutos para que termine la clase», pensó el abogado.

Se acercó por detrás al golfista. Cuando se encontraba a menos de dos metros le dijo con una tilde de impertinencia:

—Quiero hablar con usted.

Tito se volvió con gesto un tanto amatonado y repuso:

—Estoy dando clase.

—Cuando la termine —insistió Lic.

El profesional dio por acabada la hora. Despidió

con sonrisa forzada a la clienta y, en cuanto se quedaron a solas, soltó:

—Tengo poco tiempo. ¿Qué quiere?

—Hablar de la señora Prat y del señor Chueca.

—No tengo nada que decirle. —El hombre se inclinó para recoger una madera del suelo. Se volvió a incorporar y dijo con tono de coime—: Adiós. Me están esperando.

—¿Cómo le va el otro negocio? —preguntó Lic a mala idea.

—¿Qué negocio?

Morón palideció. Los tuestes del rostro perdieron algo del bronce habitual.

—El de la coca.

Tito Morón no respondió. Le dio la espalda y se encaminó al bar del club. El golfista se metió en un corro en que se comentaba el salto de rana que había sufrido un handicap bajo al final del último campeonato.

Salinas se fue en busca de Arturo Prat, que hacía papel de mirón en el corro.

Se apartaron de la algarabía y el abogado preguntó:

—¿Quién era el *caddy* habitual de Eulalia?

Prat señaló a un chaval trigueño de pelo ensortijado que andaba charlando con otros *caddies* junto al almacén de las bolsas. Los muchachos estaban sentados en el encintado de la acera esperando que alguien los eligiera para tirar del carrito de los palos.

Lic salió. Quería hablar con el chico, y tras de enseñarle un billete de mil preguntó:

—¿Hacías de *caddy* a la señora Prat?

—Sí, señor.

—¿Y al señor Chueca?

—No, señor.

—¿Anda por el club el *caddy* del señor Chueca?

—No, señor. Los lunes no viene.

—¿Cómo es la bolsa de la señora Prat?

—Una Blue Bird blanca. Se la trajeron de América...

—¿Hay otras bolsas como ésa en el club?

—Cuatro o cinco...

—¿Blancas, también?

—Blanca... sólo otra.

—¿De quién es?

—De ese señor.

—¿De qué señor?

—Del que han atropellado. Del señor Chueca.

La conversación que había mantenido Lic en la cancha de prácticas le había dado un rapto de cólera. Sus rasgos parecían más afilados.

Trató de relajar el tono de voz y preguntó:

—¿Dónde está la bolsa de la señora Prat?

—Se la llevaron.

—¿Se la llevaron...? ¿Cuándo?

—Ayer.

—¿Quién?

EL CHAVAL PARPADEÓ antes de contestar. Dudó. Y tartajeando repuso:

—Tito Morón.

Salinas le dio las mil pesetas y otras mil. Volvió al corro que ahora estaba considerando las fortunas que se embolsan las primeras figuras del golf, y se dijo: «¿Dónde se habrá metido?»

Morón se había marchado ya. Se había acercado al vestíbulo. Había visto al abogado con el *caddy* de Eulalia y adivinó lo que estaba ocurriendo.

Tito Morón salió por la puerta de la terraza. Se montó en su coche y se metió en el camino que cruza por entre los últimos hoyos y permite salir del Mas d'Or sin pasar por delante del *caddymaster*.

El abogado se dirigió a la cabina telefónica. Se encerró. Pidió a información el teléfono de la sucursal en la que andaba Rebollo y lo telefoneó.

Lic le contó lo sucedido y concluyó:

—Hay que interrogar a ese Tito Morón... y pronto.

—Descuida. Ahora mismo le doy un toque a un amigüete que tengo en Jefatura. Al titi se le va a caer el pelo. A ese Pendón o Morón... o como se llame van a dejarlo fino. —El comisario quiso saber—: ¿Han metido las narices por ahí los monos?

—Sí.

—Y... ¿qué?

—Tú sabrás.

—Todavía no me han dado parte. Pero... ¿Crees que sacaron algo en limpio?

—No sé... —Y añadió—: Quizá no tuvieron suerte.

—No es eso... No es eso... El golf no es nuestro ambiente... Nos acomplejamos con tanto rico y tanta cosa rara, y tanto laberinto de reglas y palabrejas.

Al salir de la cabina Lic se encontró de manos a boca con Santi Font que iba con una ojazos.

«Vaya guayabo», pensó Salinas. El agente inmobiliario, mirando a la chica, se excusó:

—Espérame en el bar. Ahora voy. —Y al abogado—: Ya debes de estar al corriente de todo...

La ojazos se acercó a la barra y pidió un refresco.

—Hago lo que puedo para estar al día —repuso Salinas.

—Ya te dije que detrás de lo de Eulalia había algo raro... —Santi enarcó las cejas y se dio la razón—: Ya lo ves... Ahora, Chueca. Y...

—¿Y...?

—La cosa tiene mal aspecto. —Y añadió—: ¿Has avanzado en la investigación?

—Sí y no.

—¿Alguna conclusión?

—Aún no... Pero empiezo a olerme la tostada.

—La cosa apesta.

Santi Font se golpeó la nariz.

Lic asintió con la cabeza. Y, mirando a la chica que andaba esperándolo con un vaso de limonada en la mano, no pudo dejar de preguntar:

—¿Clienta o compañera de golf?

—Las dos cosas —respondió *sotto voce*—. Voy a jugar dieciocho hoyos con ella. Si me necesitas para algo... Ya sabes.

Aunque Salinas recordaba muy bien que Santi fue quien lo puso sobre la pista de Tito Morón, prefirió no contarle lo que acababa de ocurrir ni sus sospechas.

Cuando Font y la chica salieron por la puerta-ventana hacia el campo, algunos de los que seguían en el corro se miraron con risitas y muecas chanceras.

Salinas se acercó a Prat, que estaba y no estaba de tertulia, y le dijo:

—Si quieres, podemos hablar por el camino.

Arturo comprendió que el abogado le proponía ir a visitar el lugar en que Chueca fue atropellado y aceptó en seguida con un:

—Vamos.

Fueron en el coche de Arturo Prat, que por cierto iba a nombre de Eulalia. Un Jaguar Sovereign 4,2 de color plata y asientos de piel gris perla.

«Seguro que buscaron un coche muy caro para que todo el golf se enterara de sus finanzas boyantes», pensó Lic y explicó:

—Toni me ayudó muchísimo en Brighton.

—Si quiere, sabe comportarse.

—Recorrí los lugares que solía frecuentar tu mujer...

—¿Y bien?

Lic hizo un relato sintético y descafeinado. No dio dato alguno, y decidió mencionar únicamente el asunto de la bolsa:

—¿Sabías lo de la Blue Bird?

Arturo Prat se encerró en un mutismo hermético.

Salinas optó por callarse también.

Cruzaron Valldoreix por la calle del Alcalde Escayola. Ya entraban en Mirasol cuando Prat volvió a hablar para preguntarse:

—¿Qué debió de ocurrirle a Chueca?

—¿Coca? —insinuó Lic con laconismo.

—Hoy en día ya no se puede hacer fortuna como antes... Mi abuelo. Mi padre... Lucharon como leones... pero compensaba. Ahora, todo está en contra del que tiene ganas de crear algo... —Las mejillas descarnadas parecían de pergamino cuando concluyó—: Si no es a base de droga o de chanchullos...

Pararon frente a la puerta de un café. Arturo se apeó para preguntar por el lugar del suceso. Un parroquiano le explicó que ya andaban cerca y los acompañó hasta el reguero de charcos en que cayó muerto Juan Chueca.

—Tenía un lío por aquí —afirmó Prat.

Lic no le dijo que ya lo sabía.

Arturo pasó sobre el lodazal salvando las zonas de arcilla ensopada. Recorrió el lugar con todo detalle, y regresó poniendo cara de circunstancias.

Volvieron a montarse en la limusina. Antes de que Prat pusiera el coche en marcha Lic le preguntó con voz opaca:

—¿Por qué atropellaste a Chueca?

SALINAS TRATÓ DE SORPRENDERLO formulando la pregunta con el mismo tono aséptico que hubiese empleado para hablarle de la suspensión de pagos de lo que Arturo Prat solía llamar «la empresa de casa». Sin un reproche.

Prat hizo girar la llave del contacto del automóvil y condujo en silencio hasta una calle asfaltada. Al notar la rodadura suave aceleró y repuso:

—Si yo hubiese matado a Chueca... —Se rascó el pellejo de la nuez de Adán—. Insisto, si yo lo hubiese hecho...

Lic lo observó con atención. Arturo continuó con un tonillo menos redicho que el suyo habitual:

—¿Qué crees que me hubiese decidido a llegar hasta el... —susurró— asesinato?

Salinas pensó: «Vaya... O es un cínico de tomo y lomo... o tiene tal complejo de desgraciado que está tratando de darse importancia... Si hasta le gusta el papel de asesino...»

El abogado tardó en contestar. Prat lo instó:

—¿Cuál es tu opinión?

—Que me has respondido con otra pregunta.

—¿Cuál es tu opinión? —apretó ignorando la pulla.

—Se puede matar por varios motivos... En tu caso veo tres: miedo, dinero y...

—¿Y?

—Y... digamos pasión.

El «pasión» lo halagó y su mirada ganó brillo, pero continuó conduciendo con la vista al frente.

Salinas prosiguió:

—Imaginemos que Chueca y tú andarais en tráfico de drogas. Imaginemos que tú o Eulalia pensarais en hacer alguna operación a sus espaldas... Como por ejemplo distribuir cocaína bastante pura para haceros los amos y echarle del mercado... Imaginemos que Chueca va y lo descubre. Mata a Eulalia en Brighton... y tú, aterrorizado, lo atropellas antes de que te asesine.

Al cruzar por Valldoreix el olor a pinar se hizo casi corpóreo. Lic prosiguió:

—La segunda hipótesis es el dinero... En tu caso, me cuesta imaginar que lo hayas atropellado por unos cuantos... o muchos millones. —Y soltó—: Con la colección que guardas en casa debes de tener la vida asegurada, ¿no?

Prat afirmó con un tenue movimiento de cabeza. El abogado no pudo dejar de añadir:

—El piso de la Vía Augusta va a tu nombre..., ¿verdad?

—Sí.

Salinas pensó: «Lo que me suponía... Se va a quedar con las telas, y por la cara.» Y dijo:

—La otra posibilidad... Pasión. Ahí ni entro ni salgo.

«No voy a molerle los hígados diciéndole que si el atropellado hubiese sido Santi Font se podría haber pensado también en el ataque de cuernos. Pero tratándose de Chueca...», se dijo Lic.

—¿Y la venganza? —susurró Prat—. Supongamos que llega a mis manos la evidencia de que Chueca asesinó a Eulalia en Brighton...

El abogado puso cara de «si tú lo dices», y siguió con sus reflexiones:

—Ya que andamos hablando de hipótesis, hay otra...

El industrial dejó de mirar la calzada por primera vez para interrogar a Lic con los ojos.

—Podrías haber empezado por matar a Eulalia... —conjeturó el abogado.

Prat se calló. No volvió a hablar hasta que llegaron frente a la casaclub del Mas d'Or:

—Te voy a dejar. Tengo una comida en Barcelona. —Y, sin bajarse del coche, Arturo preguntó—: ¿Qué harías si llegaras a la conclusión de que he matado a Chueca... o a Eulalia?

Antes de pronunciarse, Salinas miró en derredor para asegurarse de que no se veía un alma y sentenció:

—Eres mi cliente... Y soy tu abogado.

—¿Y... si llegas al íntimo convencimiento de mi culpabilidad?

—Trataría de comprenderte. —Salinas con tono cálido advirtió—: Arturo, si tienes algo que ocultar, dímelo ahora. La Policía anda revuelta con el caso y pueden cazarte. Créeme, es mucho mejor que me cuentes lo que sea, pero ahora. ¡Ahora! —lo urgió con una exclamación ahogada.

—No tengo nada que temer. —Arturo Prat adelantó la cabeza de ave de rapiña y repitió—: Nada.

Salinas se dirigió al vestíbulo del Mas d'Or y se cruzó con un par de treintañeras que regresaban de hacerse nueve hoyitos. Las dos llevaban flores silvestres y hierbas para sus guisos prendidas del carro de los palos.

«Otro concepto del golf», pensó Lic con sonrisa apreciativa.

Cuando ya se encaminaba al bar, oyó que unos industriales de nombradía estaban hablando de lo de Chueca, «igual lo atropelló un borracho... o un drogado... o uno de esos que nunca han tenido coche...».

El abogado se acercó al camarero de cabello cano que tenía un porte más elegante que el del más relamido de los dómines de la moda del club. El hombre lo condujo hasta Laura con paso majestuoso. La chica aguardaba fumando viciosamente un cigarrillo americano. En el cenicero había ya cuatro colillas apuradas y aplastadas.

Laura llevaba un vestido negro que transparentaba lo suyo. Se puso en pie para saludar a Salinas y volvió a su asiento de armazón de mimbre y vaporosos almohadones de un floreado desvaído verde manzana.

Desde las cristaleras de aquel rincón se veían

los últimos hoyos y las caras de los que andaban terminando el recorrido.

La chica volvió a hundirse en los cojines dando cara al campo. Lic se dejó caer en el sillón de al lado y pensó: «No está nada mal... Nada mal...»

El camarero, que aguardó a tres metros de distancia hasta que los vio aposentados, se aproximó para preguntar:

—¿Desean tomar algo?

Laura propuso a Salinas:

—Si quieres comer rápido, aquí hacen unos bocadillos ideales.

Lic empezaba ya a tener hambre y preguntó:

—¿Qué tipo de bocadillos?

—De pollo y mahonesa... —comenzó a decir el camarero.

Laura cortó la enumeración para precisar:

—Ésos. Ésos son los mejores.

—Muy bien —dijo Lic.

—¿De pata o pechuga? —preguntó el hombre con seriedad.

Lic miró a Laura con ojos de guasa, pero ella afirmó:

—Va en serio.

—De pata —eligió el abogado.

—¿Y usted?

Ahora se dirigió a la chica.

—Nada... No tengo hambre...

—¿Nada? —insistió.

—Bueno... Un martini rojo.

—El señor... ¿Para beber?

—Rioja —dijo Lic.

—¿Rioja alavesa?

—Muy bien —aceptó con ojos zumbones.

El camarero del cabello cano se alejó con aire de ceremonia y una pizca de preocupación en el rostro.

Laura se movía con inquietud en el fondo del sillón y dijo comiéndose las palabras:

—No sé por dónde empezar... —Se acarició el cabello tintado de un tono muy, muy claro y ofreció—: Me gustaría que me asesoraras... en plan profesional.

Salinas la observó diciéndose: «¿Qué le pasa...? Anda a cien.»

Ella insistió:

—Quiero que seas mi abogado.

—¿Necesitas abogado?

—Sí.

—Explícame el caso.

—Lo conoces muy bien. Lo de Eulalia... Y lo de Chueca.

—A ti no te afecta. —Y matizó—: Quiero decir jurídicamente..., como es natural.

—Quizá no o quizá sí.

—Hay un problema. Mi cliente es Arturo Prat.

—¿Qué tiene que ver?

—Nunca se sabe. Puede existir conflicto de intereses. Las cosas dan muchas vueltas y al final...

—Puedo hablar con Arturo. Podemos llegar a un acuerdo.

—No es eso... Lo siento, pero...

—¿Pero?

—Pero... no.

El abogado infló los labios para decir que no. El «no» sonó seco, oscuro y contundente. Fue una negativa sin paliativos y Laura, que era mujer sensible, lo captó.

—¿Puedo explicarte algo que me preocupa? —susurró.

—Claro.

—¿En plan de...?

—De amiga —apuntó Lic.

—Me gusta. De amiga —recalcó.

—Te escucho.

—Tengo miedo de verme... —se interrumpió para buscar la palabra justa— de verme complicada en lo de Chueca.

—¿De qué modo?

—Estuve en su casa el día en que murió atropellado.

Laura arrugó la naricilla en un tic de roedor y explicó a Salinas lo que hablaron aquella mañana de sábado. Se calló que Chueca la acusara de hacer de camello por cuenta de Eulalia, y que ella acostumbraba colocar el cuádruple de la cocaína que suponía el muerto.

—¿Te dijo quién le suministraba la droga?

—No... Bueno, se lo pregunté y recuerdo que comentó: «Importadores de *commodities* que consideran la cocaína y la coca en pasta como materias primas muy rentables.»

Laura hincó los ojos en el bolso, y Lic pensó: «Está a punto de sacarse el esnifador automático.»

La chica miró al abogado y dijo:

—Aunque no lo creas, soy capaz de dominar la nieve. Soy capaz de volver atrás y no pasarme de mi punto.

Se contuvo y no extrajo el inhalador.

Salinas pensó: «Ningún coquero admite la adicción psíquica. Se emperran en que no da mono y no hay quien los haga apearse de su burro.»

El abogado permaneció cavilando en silencio con los ojos perdidos por entre el todo vegetal que se extendía ante ellos, y terminó por decir:

—¿De qué tienes miedo?

—De nada y del conjunto. ¡He tenido tan mala suerte!

Laura se inclinó hacia la izquierda. La necesidad de arrimo la empujó hacia el asiento de Salinas. Y lo mezcló todo:

—Desde que me separé de mi marido he ido a la deriva. Todo me ha salido mal. Estoy tan sola... —Los ojos se le pusieron blandos—. Sólo me encontraba a gusto con Eulalia y... La empresa de casa va fatal. —Recuperó un poco el aplomo y trató de hablar en broma—: Si se estropea el coche de alguien, es el mío. Si se atasca un lavaplatos, seguro que es el de casa... Últimamente el golf me sale de pena... Voy dando rabazos por el campo y ya verás cómo me borran del equipo del club la temporada que viene. Como puedes ver..., una calamidad. Una auténtica calami...

Pasó del intento de humor al sollozo. Hundió la cara entre las manos y tardó un minuto largo en incorporarse con los ojos arrasados de lágrimas.

Salinas la tomó por el brazo y repitió:

—¿De qué tienes miedo?

—Miedo... Miedo... Tú lo has dicho, tengo miedo.

Con la vista, el abogado la animó a seguir.

La mente de Laura osciló entre decidir contarle sus miedos y derivar hacia el hombre al que llamaba «marido» todavía. Cayó, como si fuese un objeto en equilibrio inestable, hacia la segunda opción:

—Quise meterlo en mi ambiente. Y él lo intentó.

—Ahondó en sus fantasmas—: Procedía de gente sencilla. Estudió medicina y ahora es un gran médico... Pero quise meterlo en esto. —Miró a su alrededor—. Y se moría de tedio con nosotros, y no logró disfrutar jamás el golf. Fallaba las maderas. Mandaba la bola a otra calle... Una vez dio un bolazo a un handicap cuatro... Y la que se armó.

El camarero les trajo lo que habían pedido. Mientras Salinas hincaba el diente en su bocadillo, «buenísssimo», ella continuó:

—Y en lugar de excusarse, ¿sabes qué se le ocurrió decir? —Lic negó con la cabeza. Ella rió con carcajada ronca—. Mi marido le soltó que para ser muy bueno en golf no es obligatorio ser retrasado mental..., pero que ayuda mucho... Imagínate cómo lo trataron a partir de aquel día. Y aquí está mi mundo y el de mi familia. —Se abatió hacia atrás y fijó la vista en la viguería de madera—. Se negaba a ir a los restaurantes que gustaban a mis amigos. A él dale carne o pescado a la parrilla y basta. Consideraba las discotecas lugares para quinceañeras... y sordas. Y decía que yo era una sinsustancia y que se aburría a mi lado. Un día me acusó de ser el prototipo de la burguesita inculta. —Los labios se le crisparon y agregó—: Luego me enteré de que andaba liado con su enfermera. ¡Qué poca imaginación! Y se armó la de San Quintín... ¡Qué tonta fui! Tenía que haber aguantado y dejar que se hartara. Los hombres os hartáis de todo... Ahora lo tendría conmigo...

Al pronunciar «conmigo» se le apagó la voz.

Para evitar que rompiera a llorar otra vez Lic preguntó:

—¿Qué especialidad tiene tu marido?

—Psiquiatra.

—Interesante. Muy interesante —comentó convencido.

—Empieza a tener un nombre.

—¿Por qué no vas a verlo? —Salinas se dio cuenta de que ella podía interpretar que la estaba llamando loca y precisó—: Te podría tranquilizar.

—¿Como paciente o como amiga?

Lic se sonrió con astucia y aconsejó:

—Se empieza por ser paciente...

Los ojos de Laura se iluminaron, y sin que el abogado tuviera que apremiarla explicó por fin sus temores:

—Vivo aterrada... Si esos importadores de *commodities* —lo pronunció con retintín— llegan a sospechar que he tenido que ver con la muerte de Chueca... —Se tapó la cara con las manos—. Ellos andaban al corriente de la proposición que me hizo el día en que lo atropellaron. Ya sabes que entre traficantes... matar es moneda corriente.

—No me preocuparía demasiado por eso... Esa gente sabe muy bien con quién se la juega. —Lic agregó—: Si no has tenido nada que ver con el atropello...

—Hay otra cosa... —Adelantó el tronco y bajó la voz—: Si Chueca llegó a incluirme en algún papel, o anotó mi nombre en su agenda o... La Policía lo encontrará y...

—Si sólo es eso..., te ayudaré a aclararlo.

—Tengo miedo. Estoy segura de que me siguen. —Con un gesto brusco abrió el bolso. Tomó el inhalador y se lo aplicó—. Me siguen a todas partes.

«La manía persecutoria de los coqueros...», se dijo Lic. «¿O será verdad?»

La aspiración del polvillo de cocaína hizo que Laura se acelerara y que decidiera explicar lo que antes había pensado ocultar. La chica carraspeó y dijo atropelladamente:

—Yo pasaba droga a los de mi grupo. Coca bastante pura. —Precisó—: No como la que yo tomo, que es *lady* cien por cien, pero bastante buena.

«Al grano... Al grano...», se impacientaba Lic.

—El otro día, cuando estaba con Chueca, me dijo que andaba al corriente de que pasaba coca a dos o tres amigos... a cambio de mi nieve.

—¿Y? —la urgió el abogado.

—Y no es exacto. La verdad es que la hacía llegar a una docena. —Puso mueca de extrañeza—. Es raro que Eulalia engañara a su proveedor, ¿no...? Raro y peligroso.

Salinas intuyó que aquello, de ser cierto, podría tener importancia, pero no fue capaz de entrever el porqué. Laura, en plena euforia cocaínica, dijo:

—Otra cosa: Tito Morón me ofreció *lady* pura... ¿Te parece lógico que Eulalia le contara lo nuestro?

«Otra vez el matón ese. Otra vez... ¿Qué pito tocará en todo eso?»

Salinas pidió un café. Le gustó y se tomó otro. Prendió un cigarro y vio que Laura se fijaba en la calle que quedaba a sus pies.

Santi Font y la ojazos estaban acercándose para terminar el hoyo. La bola del agente inmobiliario había quedado al borde del *green*. Santi dio un golpe de *putter* demasiado fuerte y se pasó un metro y medio de la bandera.

La chica, que era de cuadril bamboleante, acertó desde más de tres metros.

«Vaya puro», pensó Lic.

La ojazos dio un par de saltitos y miró a Font con coquetería.

—Pobre Eulalia —exclamó Laura.

SALINAS ACOMPAÑÓ A LAURA hasta su roadster. Volvió a la casaclub y telefoneó a la sucursal de la Vía Augusta para hablar con Rebollo.

Primero le pasaron a uno de los inspectores especializados en el rastreo de contabilidades y poco después se puso el comisario.

—¿Habéis localizado a Tito Morón? —empezó por preguntar Lic.

—Le están aplicando el tercer grado. No te preocupes... Cantará. Seguro que cantará, y pronto... —El sabueso quiso saber—: ¿Cómo te va por ese club de finolis?

—Ya te contaré... —Y preguntó—: ¿A qué hora te recojo?

—Cuando te vaya bien. Mi gente ya anda orientada. Le están hincando el diente a las cuentas de los Prat.

—Dentro de una hora..., frente a la sucursal.

—Estaré esperando en la calle.

Lic mató la luz de la cabina y se fue a pasear por un camino orillado de plátanos para dejar el cerebro en blanco durante unos minutos. El abogado era de los que tratan de evitar por todos los medios que se les necrosen las neuronas.

Más tarde se montó en el utilitario de Rebollo y se fue a por él. Tal como anunció, el comisario se encontraba ya en la acera.

Dejaron los olores a gases de escape de gasolina de la parte alta para adentrarse en los de aceites pesados de la salida de Barcelona.

Cruzaron el cinturón. Atufaba. Disolventes. Chimeneas. Un quemador inverosímil de basura...

El aire se hizo aire al acercarse al Montseny. Rebollo estaba diciendo:

—Aún hay mucha tela de que cortar, pero ya puedo decirte que Arturo Prat debía de vivir de su mujer.

Salinas conducía despacio y era todo oídos.

El sabueso prosiguió:

—Eulalia solía ingresar en efectivo cantidades importantes. Y con mucha frecuencia...

Puso el acento en el «en efectivo».

«El dinero negro de la coca», supuso Lic.

—A principios de cada mes, ella acostumbraba hacer una transferencia al marido. ¿Qué te parece...? La vida al revés.

—¿De cuánto?

—De trescientas a seiscientas mil.

—No está mal.

—Eso no lo gana ni mi jefe..., que es un pez gordo.

—¿De dónde salían los gastos de cada día?

—Al parecer también de la cuenta de Eulalia. Hay mucho talón menudo.

«Eulalia debía de financiar las pérdidas de la representación de alarmas de Arturo», imaginó el abogado.

—Además..., de la cuenta de Eulalia salen cada

mes cantidades bastante fuertes, pero aún no conocemos los destinos... —dijo Rebollo.

—¿Cuándo los tendrás?

—Necesitaremos quince días por lo menos.

—¿Cuándo os meteréis con las cuentas de Tito Morón... y de Chueca?

—Mañana. —El comisario añadió—: Y con las de Santi Font... y con las de Laura Jover.

La salida de la autopista, en dirección a Palamós, se hallaba envuelta por el hedor insufrible de unas chimeneas que vomitaban humo pestilente y agresivo.

Más adelante, el olor a estiércol del campo les pareció suave por contraste.

Pasado Ullastret, todo se llenó del aroma a heno. Y Lic se acordó de Brighton y de Toni.

Rebollo iba escuchando con escepticismo los juicios apreciativos de Salinas. Cuando doblaron hacia Peratallada, el comisario dijo:

—Mira, Salinas, es muy duro lo que voy a decirte... Pero... De tal palo, tal astilla. —Echó la cabeza hacia adelante—. Te digo más, si llega a demostrarse que Toni está pringado también en el asunto, no me extrañará. Y si no lo está ahora, puede torcerse algún día. Escuchándote me ha quedado muy claro que el chico tiene verdadera adoración por su madre. Y su madre se las traía...

—Con tu teoría del palo y la astilla aún estaríamos en la Edad de Piedra —objetó Lic.

Rebollo contestó con un gruñido que quería decir: «Al tiempo...»

Ana había dejado abierta de par en par la puerta cochera.

Lic y Rebollo la cruzaron en el utilitario. Atravesaron el jardín interior y estacionaron el coche dentro del granero. Aún faltaba un buen rato para la cena, «os habéis adelantado», y se ofrecieron a hacer de pinche.

La chica los aceptó con resignación, «van a ayudarme a caer». Les hizo cortar tacos de queso para la ensalada, y les contó lo bien que se lo había pasado:

—Sa Riera, de cine —aseguró—. Y Can Bech, de fábula... ¡Cómo tienen la masía! Se parece a la tuya —afirmó mirando a Lic.

—¿Y la siesta? —preguntó el abogado.

—Como un lirón.

—¿Y el pescado?

—Hay que ir a buscarlo a Torroella... Hasta las ocho no les llega. Lo traen de las barcas. —Poniendo ojos de pícara dijo—: Me lo iréis a buscar, ¿verdad...? He dejado el nombre de Salinas.

—¿Quién es ese señor? —preguntó Rebollo.

Los dos hombres iban a montarse ya en el coche cuando sonó el timbre del teléfono.

Ana descolgó el auricular y salió en busca del comisario.

—Es para ti, Rebollo.

—Vaya —escupió el sabueso.

Tomó el aparato y, al identificar la voz autoritaria que corría por las líneas, aguzó el oído. Poco después, palideció.

Cuando volvió a meterse en el utilitario andaba quebrado de color.

Salinas se dio cuenta de que ocurría algo, y preguntó:

—¿Malas noticias?

—Sí.

—¿Qué pasa?
—Es confidencial...
—Vamos... Vamos... —protestó.
—Se trata de Tito Morón.
—¿Qué le ha pasado?

El comisario Rebollo se pasó la lengua por los labios y explicó:

—Me acaba de llamar un jefazo de la NIU. Y me acaba de llamar para decirme que hagamos el favor de soltar a Tito Morón. Es uno de los suyos. Es el submarino que tenían destinado en el club Mas d'Or.

Salinas se ciscó en muchas cosas con el pensamiento y condujo hasta Torroella en silencio. Estacionó detrás de los muros de la iglesia. Cuando andaban cerca de la pescadería dijo:

—Tienes que conseguir que la NIU te pase toda la información que les haya dado Tito... *L'opportunité dans la calamité.*

—Haré lo que pueda. —Y se lamentó—: Mira que somos desgraciados... Mira que echar el guante a uno de la NIU.

—El más torpe cae primero —aseguró Lic.

La pescadería estaba tras de un portalón de una calle angosta. Las almejas cantaban aún en chirridos discontinuos, y los besugos, merluzas de palangre y rapes tenían el mar en el brillo de los ojos. Madre e hija despachaban cortando con pericia ora espinas ora rodajas. Frente a ellas aguardaba un bochinche de gente que acudía a diario «a comprar la cena».

Lic pidió tanda. Cuando llegó su turno y se identificó, la pescadera madre exclamó:

—¡Ah..., sí...! Los besugos de la señora Salinas.

Rebollo no pudo contener un acometimiento de risa a carcajadas que degeneró en tos cavernosa.

El comisario Rebollo se quedó un par de días más en Barcelona para «encarrilar lo de las cuentas corrientes». Ana y Lic regresaron a Madrid.

La chica descubrió que el Golden Lion había funcionado a la perfección sin ella, «vaya cajas», y el abogado no tuvo más remedio que encerrarse toda una mañana para lidiar los asuntos y asuntillos que le fue presentando Marisa perfectamente clasificados, encarpetados y etiquetados. «Si no fuera por mí», pensaba ella mientras observaba los ojos que su jefe iba poniendo ante cartas y documentos.

Por fin, la buena mujer sacó de una carpeta negra «lo de la moto». Salinas había estado discutiendo para que le hiciesen un buen descuento y el mercachifle que lo atendió se había comprometido a mandarle una nota con «el último precio».

Marisa se alisó el cabello entrecano del moño y se limitó a dejar el papel sobre la mesa como si estuviese contaminado. No hizo el menor comentario, cosa rara en ella. Recogió los legajos y regresó a sus dominios de la recepción con cara de «yo me lavo las manos».

A los diez minutos volvió sobre sus pasos y se plantó frente a la mesa del abogado para exigir:

—Lo que no puede ser... es que Chema se pase

el día holgazaneando con esa panda de gamberros de la calle.

Lic la miró con ojos de: «¿Qué tramará?»

—He pensado que hay que ponerlo a estudiar. —Lo tenía todo planeado—. Una amiga mía da clases de mecanografía en una academia y...

—Si apenas sabe leer —objetó Lic.

—No es problema. Primero les enseñan ortografía... y luego mecanografía, y más tarde informática de esa...

—¿Cuánto cuesta? —preguntó Salinas por preguntar.

Marisa había tomado una decisión, y en aquella casa su palabra era ley.

—Todo un curso, de siete a diez de la noche, vale menos que los billetes de avión que gastamos en dos meses —repuso de carrerilla.

El «gastamos» sonó a chanza. Allí sólo volaba el abogado.

—De acuerdo —aceptó Lic pensando: «Buena idea... Lástima que no se me haya ocurrido a mí.»

Ya era casi la hora del almuerzo cuando Chema se metió en el gabinete de Lic para entrarle media docena de puros cortados. La expresión del chico era todo un funeral.

Salinas se dijo: «Marisa debe de haberle comunicado el nuevo plan de vida... Chema, se acabó lo que se daba.»

A los pocos días, Lic fue a recoger la moto. Una japonesa de mil centímetros cúbicos y negra.

Era una tarde cálida y luminosa y llegó a la plaza Mayor diciéndose: «Y pensar que podía haberme muerto sin conocer esto... Es fantástico. Es... Es...»

La nueva máquina había hecho que el ceño de Marisa anduviera a media asta. Y la visita que estaba sentada en el canapé de la recepción aún la puso de peor humor. En principio la secretaria no simpatizaba con los clientes que no le pedían hora con cierta antelación. Y aquel muchacho de mirada encendida no sólo no había llamado por teléfono, sino que se empecinó en esperar a Salinas «llegue a la hora que llegue». El muchacho era Toni Prat.

Lic apareció silbando. Toni se puso en pie y le dijo con ira contenida:

—Tengo que hablar contigo. Es importante.

El abogado pensó: «Vaya... Me va a amargar la moto», y le señaló la puerta de su despacho.

Se sentaron en los sillones y Toni fue directamente al asunto:

—Ayer... Ayer... la Policía me tuvo durante toda la mañana haciéndome preguntas...

—¿Dónde?

—En Brighton.

—¿Qué querían?

—Nunca se sabe... Pero me dijeron cosas fuertes... Muy fuertes.

—¿Qué cosas?

—Que trafico en coca. Que era la cabeza de puente de una organización en que estaba metida mi madre. Que...

—Un momento.

Lic lo cortó y fue a por papel y lápiz. Tomó unas notas.

—Sigue, por favor —dijo el abogado.

Toni echó el cuerpo hacia adelante y prosiguió:

—... Que van a plantearse si me echan o no de Inglaterra...

Lo pronunció con tono de reproche. Como si hubiese querido decir: «No ibas a permitirlo, ¿eh?»

Salinas se puso en tensión y pensó: «Eso es cosa de la NIU. Es el acuse de recibo de lo de Tito. Voy a llamar a Rebollo y...» Observó que el chico llevaba mocasines de cuero sin calcetines y dijo:

—¿Te han puesto alguna pega para salir del país?

—No. Los que me interrogaron en Brighton me preguntaron si pensaba irme de Inglaterra. Les dije que sí. Que me iría de vacaciones... Y no me lo prohibieron. Sólo tomaron nota de mi dirección de Barcelona.

«No deben de tener nada serio en contra de él», pensó el abogado.

El muchacho se dio cuenta de que sus palabras habían alterado a Lic. Amenguó el tono agresivo y soltó:

—Y además, me insinuaron que mi madre murió asesinada.

—Bueno... —exclamó Salinas mientras se decía: «Eso no es descabellado.»

—¿Sabes quién suponen que lo hizo?

—No.

—Mi padre.

—¿Te dieron pruebas?

—No.

El abogado reflexionó:

«Si es un truco para hacerlo hablar, me parece cruel... Sí. Como mínimo cruel... Si de veras están a punto de poder demostrarlo..., vaya lío... Arturo es mi cliente... Y no creo que el muchacho esté tratando de tomarme el pelo... ¿De qué le valdría?» Para tranquilizarse, terminó por considerar: «Seguro que es una trampa... ¡A buena hora le iban a decir eso si de veras anduviesen al acecho...! No se arriesgarían a alertar a la presa... ¡Qué va!»

Toni extrajo la cartera del bolsillo de su camisa de manga corta y tomó una cuartilla que llevaba doblada.

Caló los ojos en Salinas y aseguró:

—Mi padre no lo hizo...

Y le tendió la hoja de papel.

Era una carta de Eulalia. Su última carta. Estaba dirigida a Toni y los renglones eran descendentes. Se caían. Era letra picuda pero deshilachada. Rasgos de suicida.

Salinas la devoró, y luego la releyó con calma. El manuscrito rezaba:

Querido hijo:

Ante todo, no me juzgues. La vida a veces es difícil. Quizá llegues a enterarte de cosas que te cueste comprender. No me juzgues.

He decidido terminar con mi vida porque ya no puedo más.

Estudia.

MAMÁ

Había borrones y zonas de tinta corrida. ¿Sería por las lágrimas de Toni, o por las de la propia Eulalia?

—La carta estaba junto al cadáver —musitó Toni.

—¿Se la has enseñado a la Policía de Brighton?

—No.

«El chico tiene arrestos», se dijo entre sí el abogado, y preguntó:

—¿Estás seguro de que es letra de tu madre?

—Sí... Completamente.

Permanecieron callados un buen rato. Lic pensó: «Quiero que la vea un calígrafo. Hay que verificar que de veras es letra de Eulalia... Se puede comparar con los trazos de la firma del testamento. Debe de andar por la notaría...»

Toni Prat miró con fijeza al abogado y declaró:

—Nunca me he llevado bien con mi padre... y no pensaba ni siquiera enseñarle la carta. No pensaba enseñársela a nadie... Pero no puedo permitir que sospechen de él y mucho menos que lo acusen de asesinato.

Lic señaló la cuartilla y dijo:

—¿Me la dejas?

—¿Qué piensas hacer con ella?

—Mostrársela a la Policía.

—¿A la de aquí?

—A la de aquí para que convenza a la británica de que tu padre no tuvo nada que ver.

—¿Cómo llegará la Policía española a convencer a la de allí?

El abogado le dio una esquemática pero convincente idea de cómo operaba la NIU. Toni se la dejó.

Ya en la puerta, Salinas le preguntó:

—¿Te quedas en Barcelona?

—Se han terminado las clases en la politécnica. Estaré en la Costa Brava hasta que empiece el curso. —Y agregó con aire preocupado—: Regresaré a Brighton en otoño... si me dejan entrar en la isla.

—Toni... —Salinas habló con voz aplomada—:

No vamos a dejar que te expulsen de Inglaterra. Te lo dije en Gatwick y te lo repito ahora.

Cuando Marisa vio salir al muchacho se dijo: «Demasiado guapo… Me daría miedo.»

SALINAS TELEFONEÓ A REBOLLO en cuanto el hijo de Eulalia salió del piso de la plaza Mayor.

Aunque Lic sabía bien que el comisario no había tenido nada que ver con la intentona de achantar a Toni, le prodigó con tono soflamero unos cuantos latiguillos bien artillados. «A ver si los transmite a la NIU. Con que llegue la mitad, ya me doy por satisfecho», se dijo.

Tras de soltarle la caballería, y con mayor sosiego, Lic explicó al sabueso el contenido de la carta de Eulalia y le pidió un examen pericial de calígrafo y la comparación con la letra de la firma de la muerta.

El abogado sugirió la del testamento, pero Rebollo prefirió recurrir a un amigo que estaba destinado en la parafernalia que rodea al Documento Nacional de Identidad. «Seguro que esos pasapiris guardan la copia del autógrafo... y de sus huellas dactilares... Prefiero moverme por casa.»

Desde que Salinas leyó la última carta de Eulalia, no dejó de hacerse la misma pregunta: «¿Existe alguna relación entre su suicidio y el atropello de Chueca?»

Caviló y caviló. Llegó a imaginar extrañas conexiones y decidió aplicarse al examen pormenorizado de los informes sobre cuentas corrientes que Rebollo le fue enviando tan pronto como llegaban a la brigada.

De los primeros datos Lic ya pudo establecer unos cuantos hechos.

Se centró en los extractos bancarios de Eulalia y estudió su relación con los demás. El método podría compararse con la elaboración de una estrella en cuyo núcleo brillara ella y emitiera no luz sino caudales de dinero.

Las sospechas de Rebollo se confirmaron, y bien pronto Salinas pudo identificar series de transferencias mensuales desde la cuenta de Eulalia a la de Arturo.

Saltaba a la vista, además, que la economía doméstica de la familia Prat se alimentaba desde la cuenta de la madre de Toni. Y el propio Toni, ¿cómo no?, recibía regularmente su asignación desde la misma fuente.

Pero era fuente abundosa. Y desde principios de año los ingresos en efectivo se multiplicaron y los importes fueron a más.

Laura Jover mantenía con la tan repetida cuenta una relación de signo distinto. De vez en cuando aparecían registrados talones suyos que habían ido a engrosar las notables finanzas de la mujer de Arturo.

«Debe de ser dinero de la cocaína que distribuía por cuenta de Eulalia», se dijo Salinas. «Laura es tan peritiesa que debe de darle grima manejar efectivo y se arriesga a dejar rastro...»

Por pura curiosidad, Lic estudió con detalle las finanzas de Tito Morón. La cosa estaba clara: el profesional tenía tres entradas de dinero. Por una parte las clases de golf que daba en el Mas d'Or. Por otra, los talones ocasionales que Eulalia le extendía para subvencionar su vena competitiva; y la parte del león: El ingreso que la NIU le hacía llegar cada mes a través de un banco trasnacional.

Cuando Rebollo comparó lo que la unidad de inteligencia pagaba al submarino con lo que él recibía del Estado tuvo un acceso de cólera y anduvo un par de días con la mirada atravesada.

El rastreo de los extractos de Santi Font no reveló relaciones contables con la muerta dignas de mayor análisis. Llamaba la atención, eso sí, lo frecuentes e importantes que eran los ingresos en efectivo.

Acuciado por Salinas, Rebollo mandó hacer una investigación sobre las actividades estrictamente inmobiliarias del agente, y el resultado fue por lo menos curioso. Su volumen era muy inferior al que hacían presumir los movimientos de sus cuentas.

Al analizar tales cifras, Salinas se dijo: «Santi debe de hacerlo todo en dinero negro. Si vende un chalé..., la comisión bajo mano. Si vende un terreno, a escriturarlo bajo cero y a poner la manita... Ése es el rey de la economía sumergida... Y lo que debe de mangonear en papel moneda...»

Por fin llegó el dictamen pericial de la carta póstuma de Eulalia.

Era auténtica. Las huellas dactilares no pudieron ser identificadas, pero los rasgos no dejaban lugar a dudas.

Tan pronto como Lic recibió el documento, telefoneó a Rebollo y le dijo:

—He leído el peritaje del calígrafo. No hay duda… Eulalia se suicidó. —Con voz retadora anunció—: Para mí el caso ha terminado. Voy a preparar la minuta de mi cliente, y a cobrar… —Y añadió—: Espero que te aclares con el lío de la muerte de Chueca y todo ese follón de la coca… Buena suerte, Rebollo.

LOS RUGIDOS DEL COMISARIO se oyeron desde la entrada del desangelado piso de «los Financieros». ¡Qué voces daba! ¡Qué palabras!

La brigada en pleno fue siguiendo la evolución y los matices de los tacos que ladraba el jefe. Hasta el policía que estaba de guardia en el rellano tuvo que hacer verdaderos esfuerzos para contener la risa y guardar la compostura.

Salinas fue siguiendo los sonidos granguiñolescos a través del auricular que mantenía a un par de centímetros de la oreja riéndose en silencio y muy a gusto.

Cuando el sabueso perdió el resuello, Lic ofreció:

—Si quieres que siga, acepta mis condiciones.

—¿Qué condiciones? —preguntó Rebollo afónico.

—Primera, cobrar una buena minuta de la NIU.

El comisario escuchaba en silencio.

—Segunda, que esos señores nos pasen información... —Y se quejó—: No he recibido ni una sola línea sobre lo que averiguó Tito Morón... ¿Y tú?

—Tampoco —admitió.

—Tercera, que no les pases información virgen, sino sólo los informes que creamos oportunos... Tú y yo... ¿Me oyes? He dicho los dos.

El comisario contestó con un gruñido.

—Cuarta, que dejen en paz al hijo de Eulalia... Ya tiene bastante.

El veterano policía repuso con una sola palabra:

—Veremos.

El abogado se dijo: «Va a remover cielo y tierra para conseguirlo... Sí. Y es capaz, muy capaz de lograrlo...» Con ojos astutos: «A esos de la NIU les voy a meter un clavo de no te menees... De no te menees.»

Tras repasar mentalmente la conversación que acababa de sostener, Lic se planteó:

«¿Y si Arturo Prat me sale rana y al final resulta estar liado en algo...? ¿Dónde queda mi principio de evitar el conflicto de intereses...?» Súbitamente recordó: «Porque el hombre..., embustero sí lo es... Mira que decirme que Eulalia trabajaba para muchos agentes inmobiliarios...» Y se respondió: «Aunque eso tiene disculpa, atenuante de cuernos..., quizá no quisiera reconocer que su mujer andaba en exclusiva con Santi.»

Dio varias vueltas al asunto y después de considerar lo que iba a cobrar a la NIU concluyó: «El caso que me planteó Prat ha quedado resuelto... Asunto terminado... Y, además, es mejor andar dentro que fuera. Si hiciera falta, podría defenderlo con más armas si me entero de lo que pasa que si estoy pez de lo que se vaya averiguando. En el fondo, le hago un favor... Y está también lo de Toni.»

Rebollo lo consiguió. La NIU andaba interesada en resolver el caso y, de entrada, dio el sí.

La unidad de inteligencia era maestra, entre otras, en las artes de la renegociación y en decir digo donde dije Diego.

Su forma de actuar quedó ya dibujada en lo que la Narcotraffic Intelligence Unit denominó «Dossier Mas d'Or». Lo que debía ser el legajo de las pesquisas y conclusiones de Tito Morón, quedó reducido a unas páginas ambiguas y cicateras sobre el intercambio de bolsas de golf idénticas entre Chueca y Eulalia Prat para distribuir la cocaína que «presumiblemente suministraba el atropellado».

Salinas, ante tan magra información, se puso a especular: «Los de la NIU se han cerrado como ostras en cuanto hemos puesto en evidencia a Tito Morón... Antes, a Rebollo le mandaban télex de lo más jugosos... ¿O será que no les da la gana que me entere de sus cosas...? O quizá les cueste tragar que haya pedido que la NIU no tenga acceso directo a las auditorías de la Policía... y sólo a los informes posteriores.»

Rebollo estaba haciendo un buen trabajo. Acababa de poner en marcha el servicio de auditores en la brigada y los recién ingresados, tras superar medio muertos el cedazo exterminador de la oposición, estaban poniendo en el caso ardor de novicio.

«Los Financieros» rastrearon las cuentas de los sospechosos y fueron pidiendo duplicados y mil detalles del porqué de ingresos y cargos. Aquellos policías se convirtieron en el azote de la Cámara de Compensación y de las sucursales de los bancos que contaban entre su clientela a los sujetos escrutados.

Las elucubraciones del abogado llegaron a inquietarlo y trató de relajarse recordando:

«De entrada, ya he cobrado la mitad por anticipado. Un par de kilitos... Según Rebollo lo que más les fastidió fue mi exigencia de que el talón estuviera registrado por banco... Como si fuesen unos insolventes...» Y se aplaudió: «Bien jugado, Lic. Bien jugado.»

Siguió cavilando y pensó: «Lo que está claro es que no quieren ni verme... Si hasta mi minuta ha tenido que circular vía Rebollo... O quizá no quieran que los conozca a ellos.»

Salinas estaba metido en la carpeta de los dineros de Juan Chueca. Cada vez que acababa el análisis de una partida de cifras soltaba comentarios en voz baja como si rezase letanías —«Vaya montaje»; «Tenía una sociedad que le hacía de pantalla»; «Costará la tira llegar al fondo»—. Lo que sí resultaba evidente era la inexplicable y grandísima cantidad de dinero que manejaba el muerto.

Era la documentación más numerosa, y con mucho. El abogado solía empezar por su legajo hasta ponerse de mal humor. Luego pasaba a otros más entretenidos.

Del de Eulalia se infería que las cantidades «bastante fuertes» que salían de su cuenta, y extrañaron a Rebollo, correspondían a cheques al portador. Los pupilos del comisario fueron siguiendo su pista y llegaron a destino.

Eulalia Prat dedicaba un auténtico chorro de dinero a comprar cuadros. En el piso de la Vía Augusta tenía ya en pintura un importante patrimonio yacente. Y la Policía, de carambola, se encontró con un par de marchantes que actuaban en la sombra. Pasaban de extranjis obras de arte y las servían en el país del comprador.

«Lo vamos a descubrir todo. Todo, menos lo fundamental... Ni siquiera hemos encontrado el coche que atropelló a Chueca...», lamentó Lic una mañana que ya estaba aturdido de tanto número y tanto «pijama informático».

El abogado decidió hacer alto e irse a tomar el aire. Llamó a Ana y fueron a dar una vuelta en la máquina japonesa.

A la chica le entusiasmaban las motos. Según ella la de Salinas era una «motaza».

«Lo que más me gustaba de mi primer novio era la moto que tenía... ¡Qué Bultaco...!», exclamó el día que Lic la llevó a probarla.

Comieron unas tapas. Tomaron café en la terraza de Castellana, 21, y el abogado volvió a la plaza Mayor y se metió de nuevo en el asunto.

Lic pasó a otro rimero de documentos. Fue repasando hojas y hojillas. Leía un encabezamiento aquí, un concepto allá.

Y una palabra. Una sola palabra hizo que lo comprendiera todo.

«Ya lo tengo», se dijo. «¡Ya lo tengo!»

LA PALABRA QUE DESPERTÓ la mente del abogado fue «Fluvià».

Lic andaba repasando duplicados de facturas que habían sido pagadas con talones extendidos contra una de las cuentas, y la hoja que tenía entre los dedos hizo que súbitamente lo ligara todo. El percutor del estallido quizá fuera algo que le dijo Toni en Brighton. Algo sobre unas vacaciones de su madre en una masía junto al Fluvià.

Las ideas acudieron a su mente a borbollones y notó una extraña sensación. La del cazador que acaba de acorralar a la pieza, sin que la presa se percate de ello.

Salinas estaba ojeando los documentos en busca de algún indicio. Repasaba montos y conceptos y había dado con el duplicado de una factura de quinientos litros de ácido sulfúrico que fueron enviados por la DQI a las señas: *Masía Golanegra. Desembocadura del Fluvià.*

Lic pasó de la inmovilidad que siguió al hallazgo a la búsqueda enfebrecida de otros duplicados de la DQI.

Los encontró. Y casaban.

Desde primeros de año, en la Masía Golanegra se había descargado acetona y éter etílico.

«Lo necesario para obtener cocaína pura partiendo de coca en pasta», se dijo Lic alegrándose de conocer el paño. «Y todo desde enero... Esos productos químicos aquí son de venta libre... Y en los países andinos..., precisamente en los países productores de coca, están controladísimos.»

El abogado se puso en pie. Levantó los brazos y se puso a bailar bossa-nova. «Usted abusó... Lalalaralalalá... Sí... Abusó... Lalá...», fue canturreando.

Marisa entreabrió la puerta. Lo observó por encima de las gafillas, y pensó: «La moto lo está trastocando.»

Lic la hizo entrar. Entonó, ahora, el *Danubio azul*. La agarró, guardando las distancias, y dio con ella un par de pasos de vals. «No debía de ser mala bailona... No...»

Chema, que los oyó, asomó la cabeza y se dijo: «A mí me meten en el rollo ese de la academia y ellos de marcha.»

La secretaria regresó a su mesa con ojos brillantes, «qué hombre éste». El abogado volvió a lo suyo.

Mientras seguía buscando facturas, Salinas reconoció:

«Los contables de Rebollo han hecho un trabajo que ni las auditorías de postín... ¡Qué tíos! Para llegar al destino de cada talón habrán tenido que recorrer de la ceca a la meca... Y, luego, el trabajo de hormiga de ir pidiendo duplicados de facturas... ¡Casi nada! Y, encima, han tenido que meterse en la maraña de la informática. No... Si ya lo digo yo... Los que consiguen ganar una oposición hoy en día... si no tienen padrinos, son unos superdotados... como mínimo.»

Lic pensó en el comisario y se dijo: «Los canales de agua que entran tierra adentro... Ya me lo comentó Rebollo... Ése sabe más que Lepe... ¡Más que Lepe!» Y supuso: «La coca en pasta debe de llegar por el golfo de Rosas y entrar por el río en barcas de pesca o en motoras..., y a descargar se ha dicho.»

Acertaba.

Salinas se sonrió y reflexionó: «Y las alteraciones en la cocaína que distribuía Eulalia... Y la *lady* pura que le pasaba a su amiga Laura... ¡Claro! Si la fabricaban en la masía esa del Fluvià.»

Volvía a acertar. De cada kilo y medio de coca en pasta se puede obtener uno de cocaína pura.

«Ahora todo tiene explicación», pensó Lic recordando lo que le dijo Laura: «Si Eulalia tenía acceso a grandes cantidades de cocaína pura... Y la distribuía de tapadillo aprovechando la cobertura que le daba Chueca..., pero sin contar con él..., es lógico que Laura pasara droga a una docena de personas y que Chueca creyera que sólo lo hacía a dos o tres... La diferencia debía de venir de esa Masía Golanegra de la desembocadura del Fluviá.»

En cuanto llegó a este punto, el abogado se preguntó: «¿Quién mató a Chueca?»

Y se dijo: «¿Quién podía tener miedo de Chueca? ¿Quién estaba aprovechándose de un camello importantísimo de Chueca?»

Desde luego Eulalia era su mejor distribuidora de droga. Un vivo ejemplo del «ochenta-veinte», suceso que suele producirse en la mayoría de organizaciones, coqueras y de las otras. El ochenta por ciento de la venta suele ser realizado por el veinte por ciento de los efectivos.

Pensó en el titular de la cuenta que estaba haciendo rentables inversiones en ácido sulfúrico y otras sustancias, y Salinas no pudo dejar de considerar: «No le noté nada raro en los pies... Lo vi siempre calzado, pero...»

El titular era Santi Font. El propietario de la masía del Fluvià.

«¿Lo decidirían en aquellas vacaciones junto al río...? ¿Quién tendría la idea...?, ¿Eulalia... o Santi?», se preguntó Lic.

El abogado se abismó en el asunto y tras analizarlo al derecho y al revés consideró:

«En todo el tinglado, lo que veo más ingenioso es aprovecharse de la fachada de Chueca para alargar la coca que él pasaba a Eulalia añadiéndole la del laboratorio del Fluvià... Y hacer el negocio sin tener que dar la cara... como si la totalidad de la cocaína que distribuía la mujer de Prat fuese droga que viniese del propio Chueca. Para dar la cara hay que andar muy bien respaldado. Si no, te apartan en menos que canta un gallo... ¡Menuda violencia hay entre los traficantes de coca...! ¡La que se nos viene encima!»

Lic apoyó la cabeza sobre las palmas de las manos y concluyó:

«Entre lo fácil que resulta obtener la coca en pasta en el altiplano andino... Lo tirada que va de precio... El coladero de nuestras costas... y la ofensiva de Reagan contra los laboratorios a pie de plantación en Bolivia... ¡La epidemia de laboratorios de cocaína que nos va a caer encima!»

El abogado Salinas telefoneó al mandamás de «los Financieros» y le dijo:

—Rebollo, creo que me voy a ganar la minuta...

—¿A ver?

—Te espero en el despacho.
—¿Ya lo tienes?
—Sí.
—Voy.
Lic se lo contó todo de pe a pa.

ANOCHECÍA. El cielo estaba cubierto por nubes foscas y azultristes. El mar del golfo de Rosas parecía teñido, o desteñido, por el peso de aquel universo daliniano. El Levante era templado y suave.

Un adlátere de Rebollo había localizado la masía de Santi Font, que en el Registro de la Propiedad aún figuraba a nombre de un abuelo de Sant Pere Pescador. Y el comisario se hallaba sobre el mismo terreno coordinando la operación con inspectores del grupo segundo de Estupefacientes.

Los hombres armados fueron cerrando el cerco en semicírculo de radio menguante. Detrás de la casa de campo, a pocos metros, corría el Fluvià.

La oscuridad fue unificándolo todo. La oscuridad de las hileras de cipreses altos se emparejó con la de las sombras difuminadas y terrosas del río.

Olía a eucalipto y a mar cercano desleído por los vahos de la inmediatez del agua dulce.

En cuanto Rebollo dio la orden, media docena de hombres avanzaron a la carrera hasta la entrada de la masía. Otros tantos los andaban cubriendo desde atrás.

La puerta era de pino. Desde el exterior, el único toque de modernidad de la Golanegra era la caja metálica de una alarma.

Sólo se veían iluminadas las ventanas del ángulo oeste de la planta baja. «Estarán cenando», se dijo Rebollo.

Los hombres de vanguardia estimaron que la puerta podía derribarse de un buen patadón. Lo hicieron.

La madera cedió en un crujido. La alarma no sonó. No estaba conectada, y los tres habitantes de casa tan singular no ofrecieron la menor resistencia. Eran la hermana y dos primos de Santi Font.

Los subfusiles de los policías les metieron el resuello en el cuerpo.

A la mujer se le desvarió la mirada en cuanto los vio entrar, y salmodió: «Sabía que no podía salir bien... No es lo nuestro... Sabía que no...»

La cocina, de antiguo azulejo blanco, había sido ampliada y hacía las veces de rudimentario laboratorio de cocaína.

Los policías encontraron veinte kilos de coca en pasta. Cuatrocientos litros de ácido sulfúrico y también alcohol y éter etílico, acetona y ácido clorhídrico.

Sobre un mármol muy grueso, de los buenos, había una balanza de precisión que hizo murmurar a Rebollo con labios rígidos:

—Se nota que una miaja de droga cuesta un pastón.

En el granero, y semioculto detrás de unos carros maltratados, apareció un automóvil con motor diesel y matrícula del año.

Su única imperfección consistía en el golpe frontal que le astilló el vidrio de uno de los faros y del intermitente. También faltaba un embellecedor.

Era el coche que mató a Juan Chueca.

El comisario telefoneó a Sant Cugat para que

detuvieran a Santi Font. Mandó requisar la coca en pasta. Los productos químicos. La balanza y el resto de cacharrería coquera. Y se puso a interrogar a los atemorizados alquimistas.

También hizo que un par de hombres se llegaran a reconocer la margen del río que quedaba cerca de la casa, pero no encontraron ninguna embarcación ni varada ni fondeada.

Uno de los primos explicó que las motoras que llevan pasta de matute suelen remontar el curso del Fluvià y partir tan pronto como las descargan.

Tanto los laborantes de la masía como Santi Font lo contaron todo sin necesidad de aplicarles demasiada presión.

El agente inmobiliario reconvertido a fabricante de química especializada declaró que se había interesado por Eulalia al ver el dinero que manejaba.

Intimaron y ella le explicó lo que ganaba distribuyendo cocaína. Que se la suministraba Chueca, y que la organización estaba bien asentada y protegida.

Eulalia se movía desde hacía tiempo en los ambientes de la droga y un buen día le comentó el gran negocio que hacían los que refinaban coca en pasta. Mucho más incontrolable —incluso en las aduanas— que la cocaína en polvo.

La pasta no es más que un jugo blanco o pardo que consiguen fácilmente los cultivadores andinos de coca tras dejar secar las hojas. Regarlas con cal. Cubrirlas con plástico y acabar por pisarlas para deshacerlas.

A partir de ahí vino lo del laboratorio del Fluvià, al que últimamente apenas se acercaba por miedo a que lo siguieran, y el aprovecharse de la pantalla de Chueca.

Pero Chueca llegó a enterarse. Aunque empezó por enfurecerse, con su mente filistea y entrefina convirtió las lanzas en cañas y ofreció a Eulalia hacer lo mismo, subiendo un escalón. Es decir, arriesgarse a aprovechar las anchas espaldas de los narcotraficantes que lo suministraban— y sobre todo lo protegían—, a cambio de que ella se desembarazara de «ese arribista».

La mujer de Arturo Prat corrió a explicárselo todo a Santi con pelos y señales.

El agente inmobiliario la convenció. Ella dijo que no a Chueca, y él no digirió la negativa. Acabó por amenazarla. Incluso llegó a decirle: «Si se enteran los narcotraficantes —él no se consideraba uno de ellos— de lo que estáis haciendo, os van a eliminar a los dos. Y luego... a mí.»

Santi Font aseguró que había matado a Juan Chueca porque estaba aterrorizado. Que Eulalia lo había telefoneado desde Inglaterra —el mismo día de la sobredosis—, y que le dijo que Chueca había ido a Brighton para amenazarla con matarlos a los dos. «Desde que ese mafioso suicidó a Eulalia —el agente inmobiliario aún creía que murió asesinada— fui pasando cada noche por delante de casa de su fulana... hasta que el sábado por fin lo encontré. Vi el coche aparcado. Aparté el mío de la calle... Ya sabe usted que aquella calle da al campo... Y lo esperé hasta que se despidió de la mujer aquella.»

Cuando Rebollo le dijo que Eulalia se había suicidado, los ojos de Santi se quedaron parados. Miró sin ver y aseguró: «Lo atropellé por miedo..., antes de que me mandara asesinar... Fue una especie de defensa propia —arguyó—. Yo estaba completamente seguro de que él acabó con Eulalia y que también iba a acabar conmigo. En Brighton la amenazó... con matarnos a los dos. Sí. La amenazó...»

Epílogo

Tres años después Toni Prat terminó la carrera en la politécnica de Brighton.

El muchacho fue venciéndose poco a poco hacia la mar. La inclinación en versión de ingeniero mecánico lo llevó a los motores de buques. Y en versión deportiva hacia los yates.

El hijo de Eulalia siguió viviendo a la sombra de la fotografía de su madre y mucho menos a la del galanteo con la amiga rubita que aún estudiaba artes. Una tarde los dos llegaron a la decisión que cristalizó en una sola palabra: «Dejarlo.»

Toni no volvió a tener amiga fija. Salía con unos y otros, unas y otras. Asistía a eso que los británicos llaman «parties», pero cada vez le resultaba más difícil dejar de andar encerrado en sí mismo.

Un buen día amaneció el nuevo proyecto. Había conocido por no sé qué azar al mecenas que anhelaba batir el récord de velocidad en una travesía que él denominaba «de los Descubridores».

Toni se enroló como lo que era, como especialista en dinámica de ingenios y hélices.

La cosa fue a más. Se interesaron varios gobiernos de uno y otro lado del océano. Decidieron hacer del hecho deportivo un acto de reencuentro. De reconciliación. De retodo. Los líderes más emocionales se comprometieron incluso a dar escolta al *Fraternidad,* así se llamaba el crucero.

Toni exigió libertad total. Quería verter en el diseño su vena de brujo de sistemas y mecanismos, sin cortapisas. Aseguró, valiéndose de abstrusas ecuaciones, que precisaba un espacio en la obra muerta del yate para alojar doscientos kilos de la masa que según él materializaba el contrapeso exigido por los arcanos del álgebra.

Todo el mundo lo aceptó. Toni era tan eficiente... Tan serio... Tan simpático...

El joven ingeniero hizo varios viajes a América para analizar vientos y corrientes. Y para calcular el volumen, textura, estanqueidad y grado de compactación del contrapeso. Sus estancias en el Nuevo Mundo fueron pura fiesta. Allá conoció a notables y millonarios, y en especial un hacendado del altiplano andino que volaba en jet privado.

Todos andaban excitadísimos con el día de la botadura. Toni llegó a Cartagena de Indias con una semana de antelación. Quería tener la certeza de que el contrapeso fuera manipulado como merecía plan tan preciso.

Los doscientos kilos llegaron en contenedor y fueron cargados por grúa y mano de obra controladas por el ojo avezado del propio Toni.

La prueba de la milla se cumplió con éxito, y las singladuras de entrenamiento con otro aún mayor.

Ya todo estaba listo. Banderas y gallardetes. Bandas de música. Y la luz evanescente de la calina crepuscular de Cartagena.

Los buques de escolta esperaban aparejados para zarpar desde hacía una semana. Todos anhelaban cruzar el Atlántico como en romería sobre agua salada.

La travesía fue un runrún de motores y espuma bullente. Alguno de los mecánicos dijo en un par de ocasiones, y por lo bajo, que hubiese sido mejor llevar más volumen de combustible y menos del rocambolesco contrapeso del ingeniero Prat.

Pero el crucero repostó en alta mar sin novedad, y las críticas quedaron aplastadas por el restallante triunfo. El yate batió el récord con una clara ventaja. Cuatro horas.

A medida que la escuadra se iba aproximando a Cádiz, la alegría iba in crescendo por entre las tripulaciones y el champán empezaba a correr en los buques de la escolta. Al arribar a puerto las sirenas bramaron con fuerza y las autoridades agasajaron al capitán del *Fraternidad* y al joven ingeniero.

Toni Prat era un muchacho meticuloso y no se dejó deslumbrar por el brillo de la fama. Quiso estudiar el efecto de la travesía en los doscientos kilos que habían jugado tan bien «en función de contrapeso».

«Siempre hay algo que corregir. Quiero estudiarlo a fondo para optimizar el modelo matemático», dijo con aire modesto. Y encantador, según aseguraron los principales. Las *principalas* se limitaron a exclamar: «Es tan guapo...»

El contrapeso fue llevado a la dirección que dio Toni. El chico insistió mucho en que lo trasladaran custodiado hasta su destino. El contenido era delicado y no quería exponerse a perder tanto esfuerzo e imaginación creadora.

«No faltaría más», aseguraron las fuerzas vivas. Les complacían las maneras de Toni.

Todo se hizo con mimo y prontitud, y el contrapeso llegó a destino con las mismas medidas de seguridad que si se hubiese tratado de un tesoro.

Toni exigió tranquilidad. «Necesito tiempo y silencio para reflexionar.»

Se hizo el silencio y nadie molestó al genio durante varias semanas.

En cuanto los fastos del récord se apagaron —todo llega a apagarse— el joven Prat hizo la llamada telefónica convenida y dio la señal: «Contrapeso maduro.»

Al cabo de tres días recibió la visita de un vehículo de transporte que llevaba en la carrocería un: *Ingeniería de Motores Marinos.*

Unos hombres de rostro atezado y mono blanco cargaron el bulto, y se marcharon haciendo rodar el camión con morosidad.

Toni Prat vio partir su contrapeso. O los doscientos kilos de cocaína pura encerrados en un contenedor tan estanco que ni toda la humedad del océano pudo con él.

Aquel polvo blanco sufrió sólo una alteración con la travesía. Se había convertido en dos mil millones de pesetas. Y si, como solía hacerse, la droga se adulteraba... En mucho, muchísimo más.

Aunque cueste creerlo, hasta el mismo día en que se enroló como ingeniero del *Fraternidad,* Toni se había mantenido al margen del narcotráfico. Del pequeño y del grande.

NOVELAS GALARDONADAS CON EL PREMIO EDITORIAL PLANETA

1952. EN LA NOCHE NO HAY CAMINOS. *Juan José Mira*
1953. UNA CASA CON GOTERAS. *Santiago Lorén*
1954. PEQUEÑO TEATRO. *Ana María Matute*
1955. TRES PISADAS DE HOMBRE. *Antonio Prieto*
1956. EL DESCONOCIDO. *Carmen Kurtz*
1957. LA PAZ EMPIEZA NUNCA. *Emilio Romero*
1958. PASOS SIN HUELLAS. *F. Bermúdez de Castro*
1959. LA NOCHE. *Andrés Bosch*
1960. EL ATENTADO. *Tomás Salvador*
1961. LA MUJER DE OTRO. *Torcuato Luca de Tena*
1962. SE ENCIENDE Y SE APAGA UNA LUZ. *Ángel Vázquez*
1963. EL CACIQUE. *Luis Romero*
1964. LAS HOGUERAS. *Concha Alós*
1965. EQUIPAJE DE AMOR PARA LA TIERRA. *Rodrigo Rubio*
1966. A TIENTAS Y A CIEGAS. *Marta Portal Nicolás*
1967. LAS ÚLTIMAS BANDERAS. *Ángel María de Lera*
1968. CON LA NOCHE A CUESTAS. *Manuel Ferrand*
1969. EN LA VIDA DE IGNACIO MOREL. *Ramón J. Sender*
1970. LA CRUZ INVERTIDA. *Marcos Aguinis*
1971. CONDENADOS A VIVIR. *José María Gironella*
1972. LA CÁRCEL. *Jesús Zárate*
1973. AZAÑA. *Carlos Rojas*
1974. ICARIA, ICARIA... *Xavier Benguerel*
1975. LA GANGRENA. *Mercedes Salisachs*
1976. EN EL DÍA DE HOY. *Jesús Torbado*
1977. AUTOBIOGRAFÍA DE FEDERICO SÁNCHEZ. *Jorge Semprún*
1978. LA MUCHACHA DE LAS BRAGAS DE ORO. *Juan Marsé*
1979. LOS MARES DEL SUR. *Manuel Vázquez Montalbán*
1980. VOLAVÉRUNT. *Antonio Larreta*
1981. Y DIOS EN LA ÚLTIMA PLAYA. *Cristóbal Zaragoza*
1982. JAQUE A LA DAMA. *Jesús Fernández Santos*
1983. LA GUERRA DEL GENERAL ESCOBAR. *José Luis Olaizola*
1984. CRÓNICA SENTIMENTAL EN ROJO. *Francisco González Ledesma*
1985. YO, EL REY. *Juan Antonio Vallejo-Nágera*
1986. NO DIGAS QUE FUE UN SUEÑO (MARCO ANTONIO Y CLEOPATRA). *Terenci Moix*